青少年情绪美学漫画心理丛书

焦虑真的不见了

（澳）贝芙·艾斯贝特（Bev Aisbett） 著
周一玲 译

江西科学技术出版社

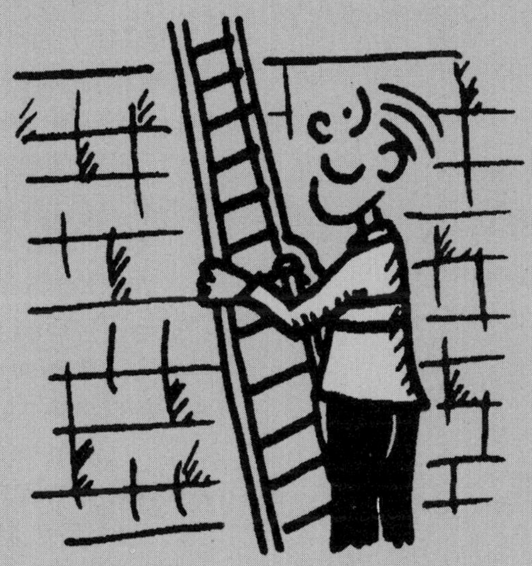

图书在版编目(CIP)数据

焦虑真的不见了/(澳)艾斯贝特著;周一玲译.
—南昌:江西科学技术出版社,2012.8

ISBN 978-7-5390-3841-4

Ⅰ.①焦… Ⅱ.①艾… ②周…

Ⅲ.①焦虑-防治 Ⅳ.①R749.7

中国版本图书馆CIP数据核字(2012)第155356号

版权合同登记号:14-2010-544

国际互联网(Internet)地址:http://www.jxkjcbs.com

选题序号:KX2010002

图书代码:D11002-103

焦虑真的不见了

著/(澳)贝芙·艾斯贝特(Bev Aisbett)

译/周一玲

责任编辑/邓玉琼 李露萍

出版发行/江西科学技术出版社

社址/南昌市蓼洲街2号附1号

邮编:330009 **电话**:(0791)86623491 86639342(传真)

经销/各地新华书店

印刷/江西千叶彩印有限公司

版次/2013年4月第1版

2017年2月第3次印刷

开本/787mm×1092mm 1/16 11.5印张

字数/80千字

书号/ISBN 978-7-5390-3841-4

定价/19.00元

赣版权登字-03-2012-60

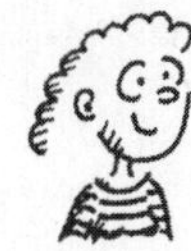

谨将本书献给我所有的老师，
以最深的爱意。

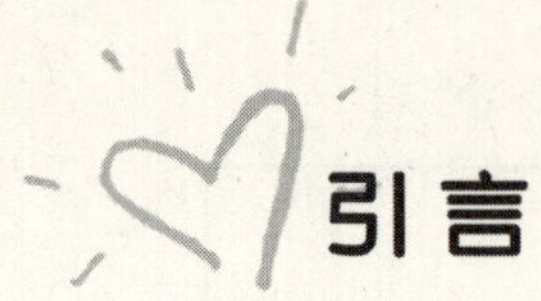

引言

在从恐慌症的失序状况中幸存下来，并且撰写了《与恐慌跳支舞》之后，我所学到的最重要的一件事便是：要学的东西还多着呢！

尽管它（恐慌症）在最极端的状态下也已不再入侵我的生活，但仍有好几次，它那隆隆的咆哮声依然令我非常不快。

我已经学会很多事情，包括去接受我必须与它共同生活，而且这种状况会一直继续下去。换句话说，自从撰写了《与恐慌跳支舞》一书后，我的确进步到能够与它一起生活。但在内心深处，我还是感到不太满意。

理所当然的推论是，既然我能够把最糟糕、最恶劣的它所带来的强大破坏力，转化成独立思考的力量，那么就一定有方法清除它的余孽！

因此，我开始更密切地观察它。我发现有趣的是，当我面临一个全新的挑战或重大的决定、有冲突的情境，或是可能的失败时，尤其是当我的自我价值显得有些模糊不清时，它就会变得特别猖狂与嚣张。

很明显，我要学习的东西还有很多。当然，过去的我曾犯下错误，但我还是存活下来了，而且恢复得还不错。可是，我能够"与它快乐地生活"吗？那倒不见得。我只是在处理与应付而已。

早在恐慌症发作之前，过去的那个我已经被证明是不稳定的了。它的基础是动摇的，然而它也是我所知的全部的我。我不停地回忆过去，把它当成参照物。我要怎样成为全新的我——坚强、可靠、一切OK？指导方针是什么？我已经停止自我攻击，但生活中永远充满着新挑战，而我只有那些陈旧的方法可以应付。关键究竟是什么？

讽刺的是，答案往往就在问题当中。

我渐渐开始了解，当它与我共享同一个灵魂时，我们从未真正地和平共处过。它是个完全不受拘束的房客，我想把它逐出我的灵魂，可是未能成功。因此，只要战争持续下去（即使只是零星的小冲突），我就永远是输家。

依此推论下去，问题的症结就在于，我必须找出一个新方法来看待它，那就是去辨识它实际想要达到的目的为何！那就是我必须要去改变的关键所在！

我不再全心全意地去应付与处理它，而是将全部精力投入到生活中，进入一个缓慢（有时甚至让人感到挫折）的自我教育过程中。

本书是深入探索自我之旅的成果，在这里，恐惧成为学习、成长与改变的工具，包含了想法、哲学、问题、练习与原则，这些都有助于我向前迈进。不单单只是走出焦虑的幽谷，而是对整个世界与身在世界中的我，都能拥有全新的认识。

我不是孤身上路的，在这一路上，有许多人走进我的生活，有时留下只言片语，有时给我某个想法，甚至是一双抚慰我的手、一个无私的举动、一个温柔的提醒、一个重要的测试。对于某些协助，我会当即就表达对他们的感激，有些则是稍后才向他们表达谢意。现在，我的努力尝试也拥有了些许回报，其中之一正是让我有向外伸出双手的机会，提供我所能给予的协助，让你们每个人也能够完全找到真正的自己与生活。

我期盼你们也能享受到我的它所给予我的——一个让生活比以前更加美好的机会，一个让我们变得比以前更好的契机。

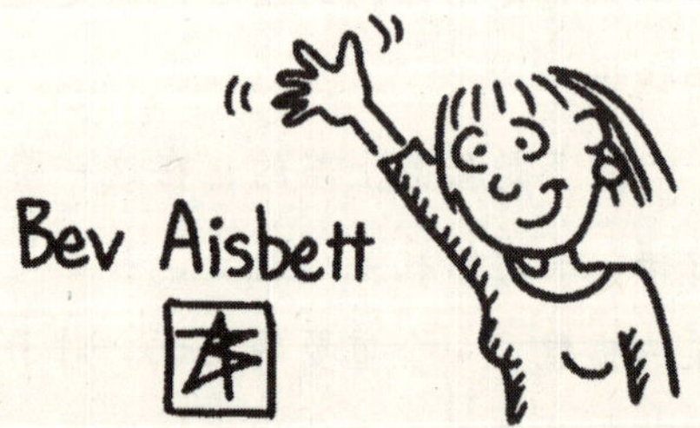

贝芙·艾斯贝特

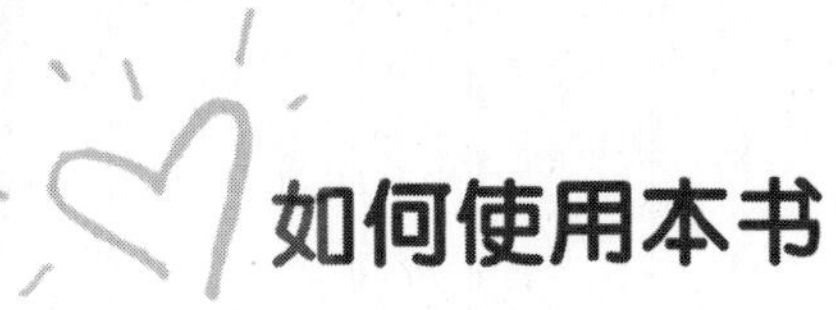

如何使用本书

1.本书是协助你开发自我并形成你全新思维的工具，所以，在你阅读个人感兴趣的要点之前，最好的方法就是将它从头到尾熟读一遍。

2.尽力去做每一个练习，慢慢来，让它们与你的真实生活结合。

3.使用任何对你有用的东西，做出你需要的调整与调适，发现任何你所需要的东西。

4.把这些原则当做是必须努力达成的理想。有些时候，你会很容易达成它，有时则不然。当你没办法那么完美时，原谅自己的不完美。

5.要有耐心。学习新事物需要时间与练习。

6.继续下去。继续尝试，继续学习，继续成长。

7.对自己温柔一点。

8.如果你觉得好一些了，对其他尚未达到相同境界的人伸出援手。

9.做你所热爱的事。

10.“知道”与“彻底了解”是不同的，好好体验你的转变，就能知道其中的差异。与焦虑共存，并且快乐地生活！

目录

注意事项

致没有焦虑问题的读者：

事实上，即使你未曾经历过严重的焦虑、忧郁，或任何其他情绪危机的痛苦，你还是可以从本书与本系列图书的信息与练习中，获得许多帮助。

我们之中只有少数人，终其一生不曾遭遇过某种形式的它。不论它以何种形式出现，成瘾症、依赖、疾病、愤怒、缺乏耐性、无法忍受，或是各种其他关于自我价值问题的组合，以上种种都让我们无法展现真正的自我，阻挡我们全心全意地享受和参与生活中的愉悦。

对于因极度焦虑而痛苦不已的人而言，未必一定需要比其他人改变或成长得更多才行——只不过，他们对这样的需求较为紧急与迫切罢了。

我邀请你与这些勇敢面对恐惧与障碍的焦虑症患者一起，共同努力建设美好生活。不单单只是帮助他们从焦虑症中复原，还能让他们变得更受人喜爱、独立且有同情心，成为对这个世界更具有责任感的公民。

谢谢你的加入！

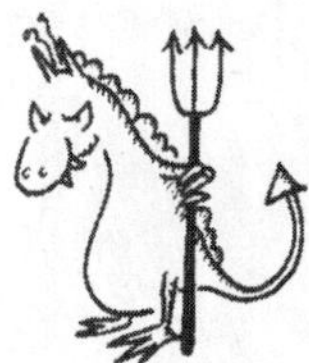

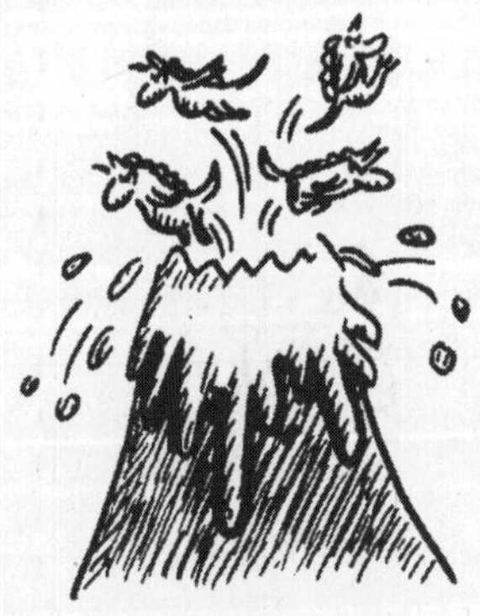

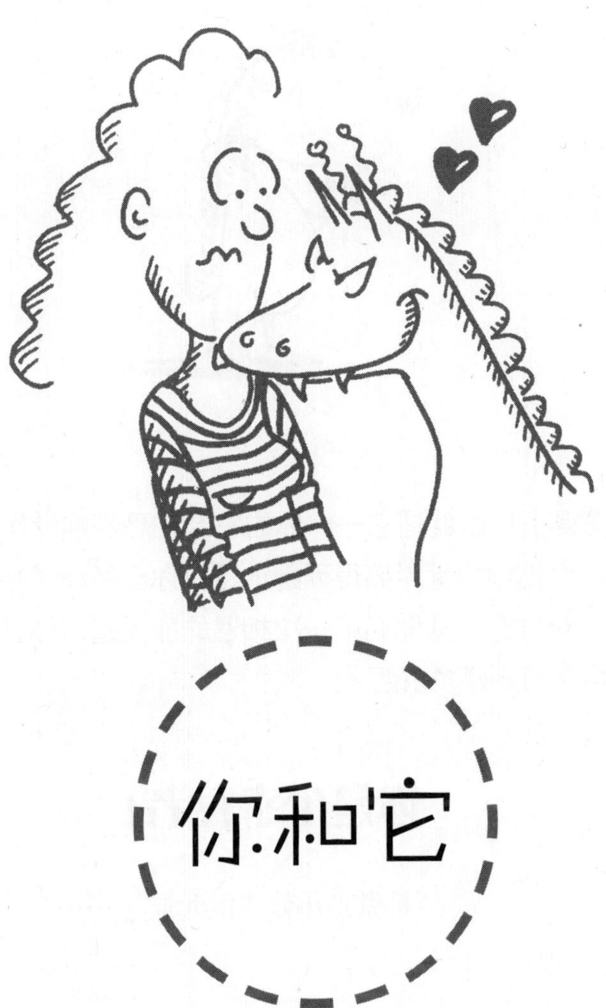

你和它

记得它吗?

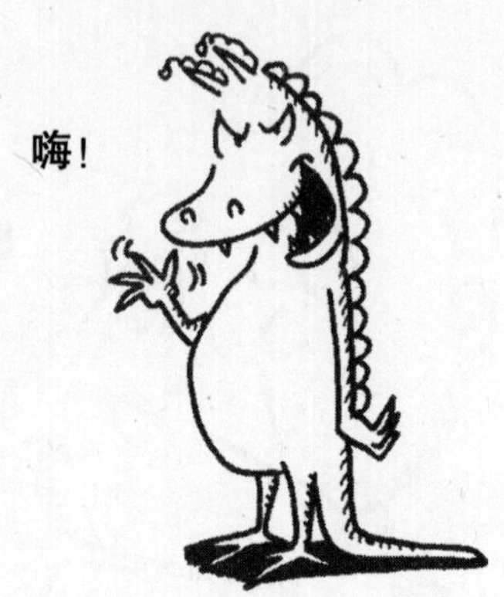

你怎么忘得了！这就是它——你的它。在恐慌症发作时，你就遇上了它，而且，它把你的世界搞得天翻地覆。你已经花了好长一段时间、费尽好大心力对付它。从你们第一次相遇的那天起，你已经遇见它无数次，而且从中学习到好多东西。

你是个幸存者!

该是做点小修正的时候了……

让我们再看一次它是如何出现的。

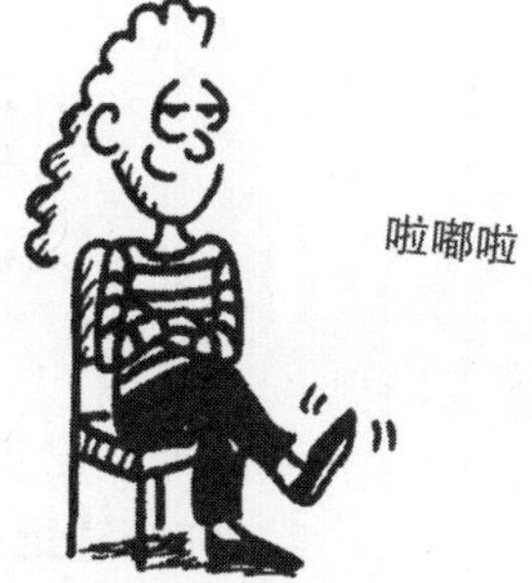

你在这里，心里只想着自己的事情……

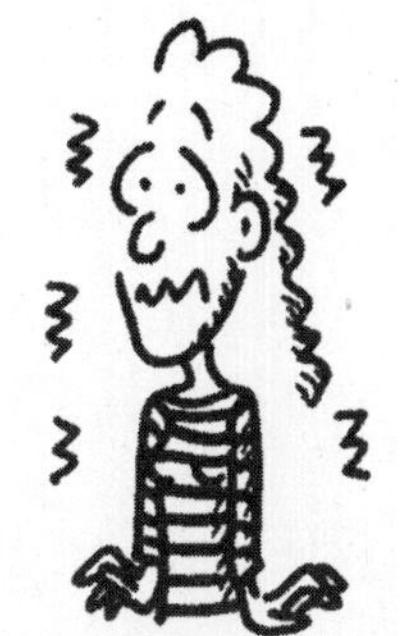

突然间，没有任何明显的征兆，你开始感觉害怕与恐惧。

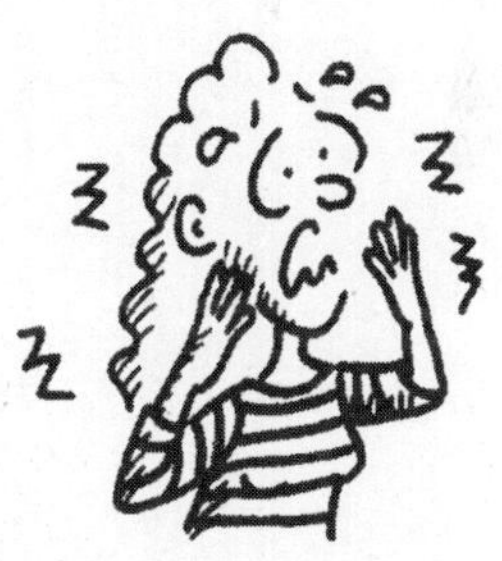

不单单只是害怕与恐惧，你简直是彻头彻尾地被吓坏了！

你的手掌开始流汗……

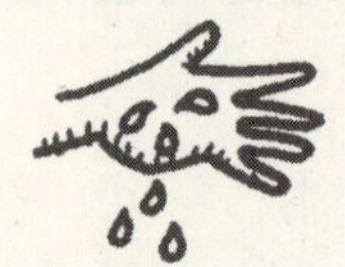

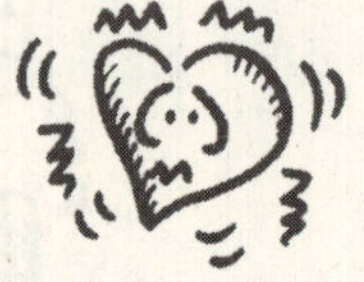

心脏开始狂跳……

你想逃跑……

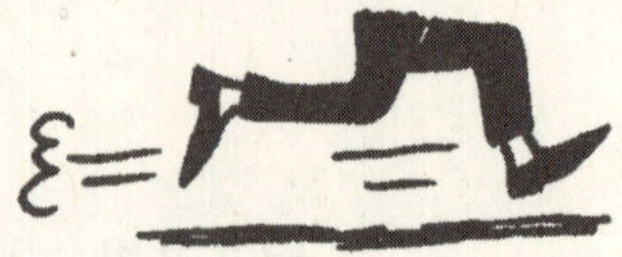

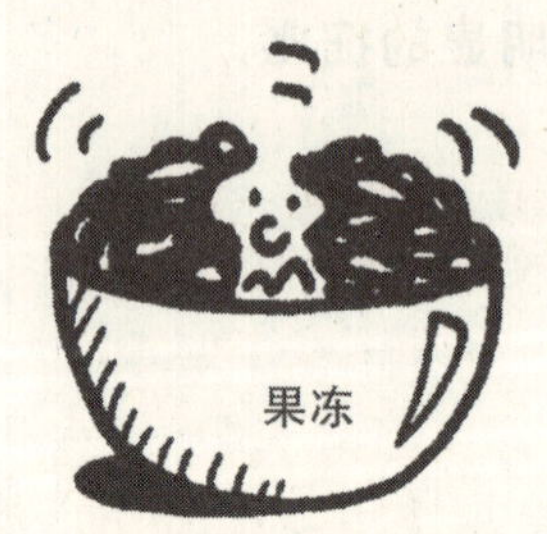

你的身体在抖动、摇晃着——

你觉得自己完全失控了！

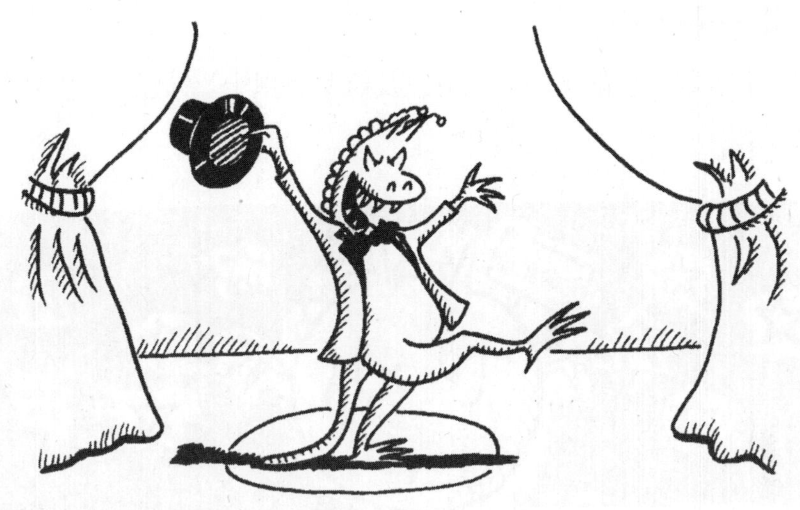

你刚碰上生平第一次的恐慌症来袭。从那一刻起，它就占据了舞台中央的位置。 因为它是如此令人害怕，而且似乎无所不在，你一直处于警戒状态，害怕另一次毫无预警的攻击。

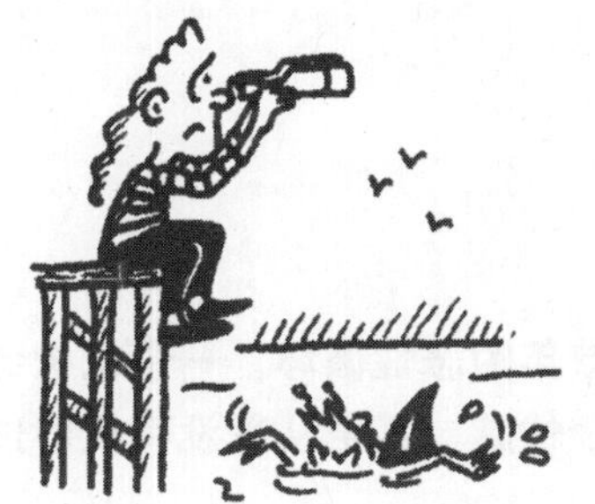

换句话说……

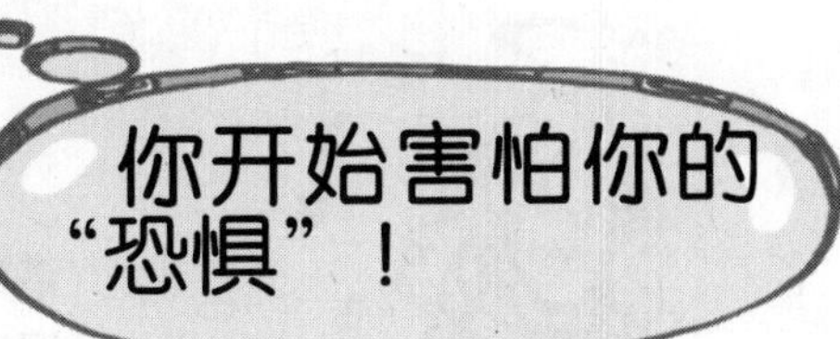

如此一来……

你的生活重心全都集中在恐惧以及躲避恐惧上。 最后，它变成你的全部世界。

你把全部的注意力都放在它身上。现在的你了解（如果你读过《与恐慌跳支舞》），你的想法会大大地影响它，而它的力量凌驾于你。你的想法塑造了它的样子、形态与大小。

一开始，是你的想法创造出它。

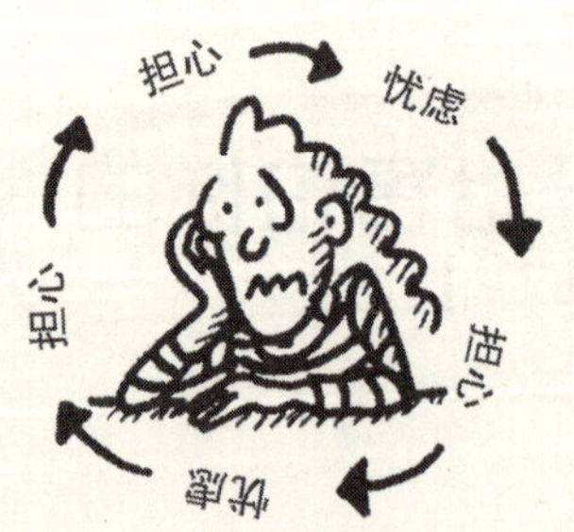

历经数年的恶性循环，一个忧虑会带出另一个忧虑，甚至从来没有找出过解决方案。

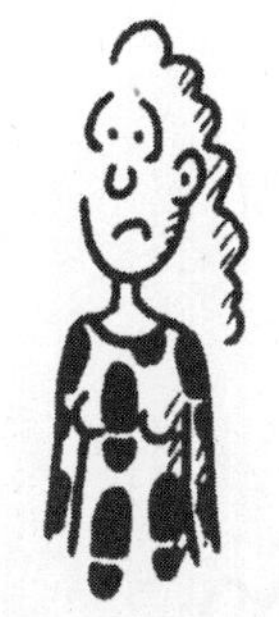

多年来的自卑……

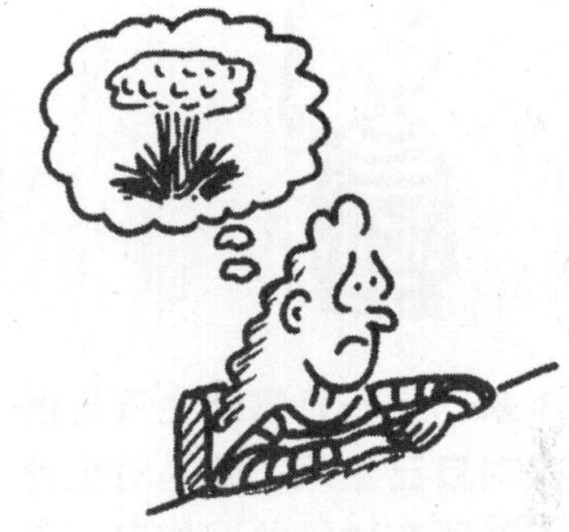

多年来的毁灭灾难……让微不足道的小问题，变成你心中的大灾难。

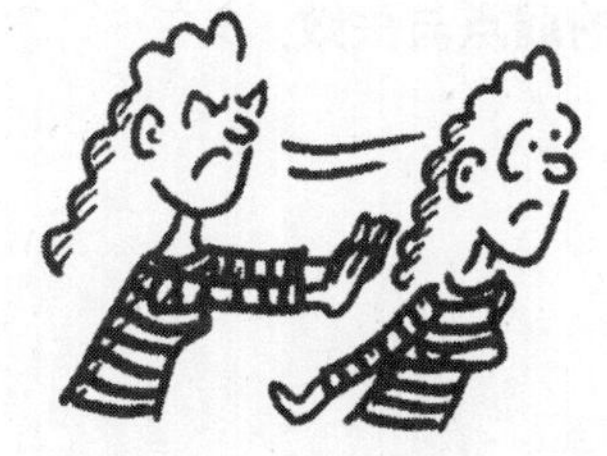

多年来，你把自己逼得太紧了。

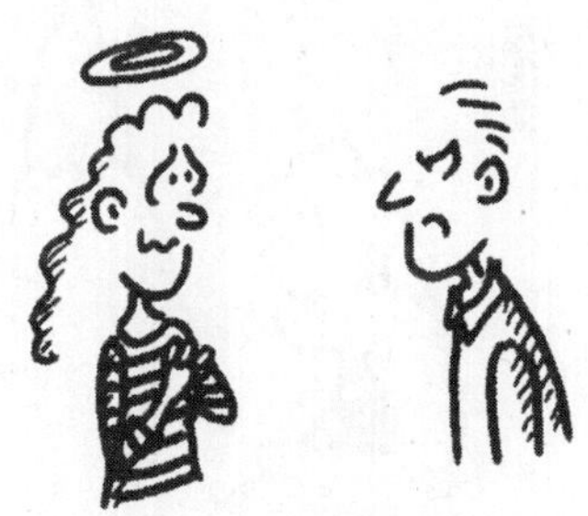

多年来，你试图取悦每个人（或是试着帮助所有人做所有的事）。

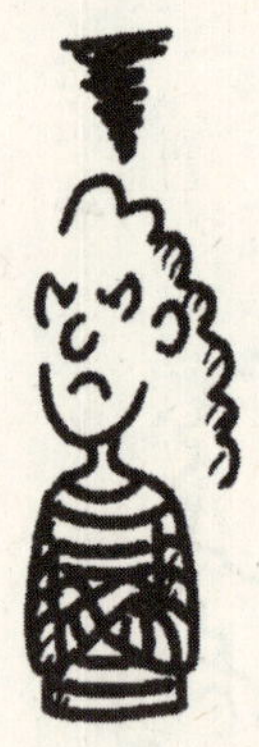

多年来，你一直感到生气与愤怒，不是对自己生气，就是对全世界生气，对所有过往的旧伤口、不公平与失败生气。

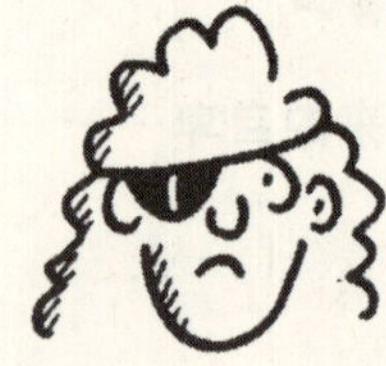

多年来，你只看到自己的弱点与失败，或是其他人的弱点与失败。

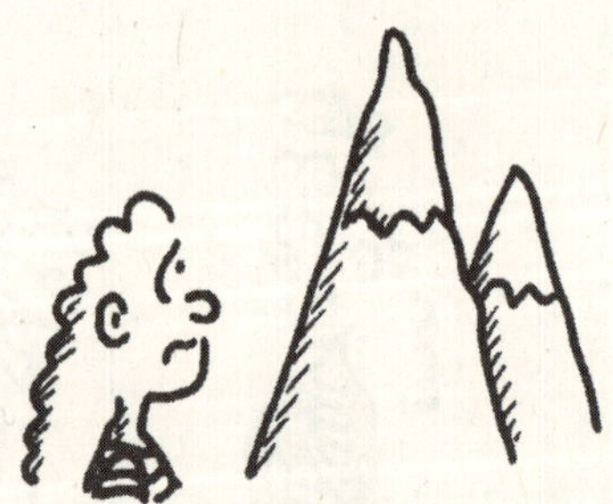

多年来，你为自己设下一个个不可能达成的完美目标，这些完美目标皆建立在毫无可能实现的基础上。

你觉得自己缺点很多。于是，你极力追求完美，但没有任何人是完美的。于是，你无法变得完美。于是，你一定是缺点很多的。

所有这些都来自于你脑海里的一个声音，这个声音强化了你对自己的负面暗示。这个声音就是它。这种持续不断、疲劳轰炸似的它，一直唠叨不休，日复一日，年复一年……

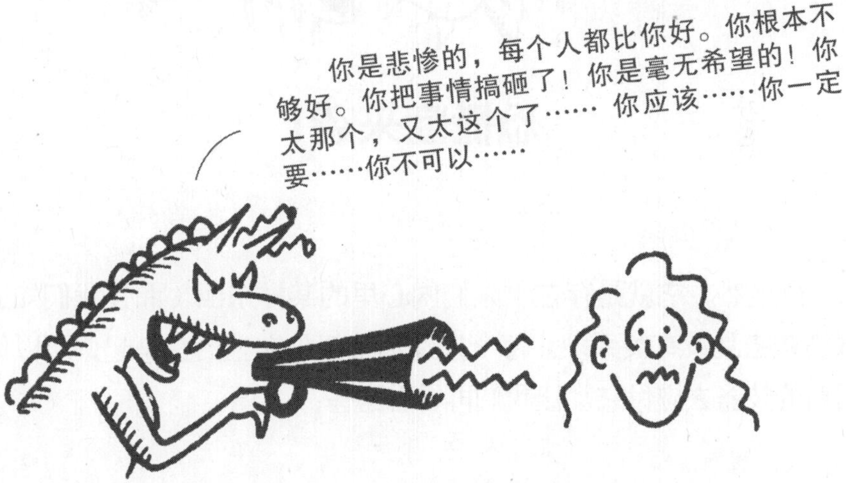

直到那个命中注定的日子降临，它终于显现出它所有恐怖的、可怕的、毁灭世界的狰狞面目……

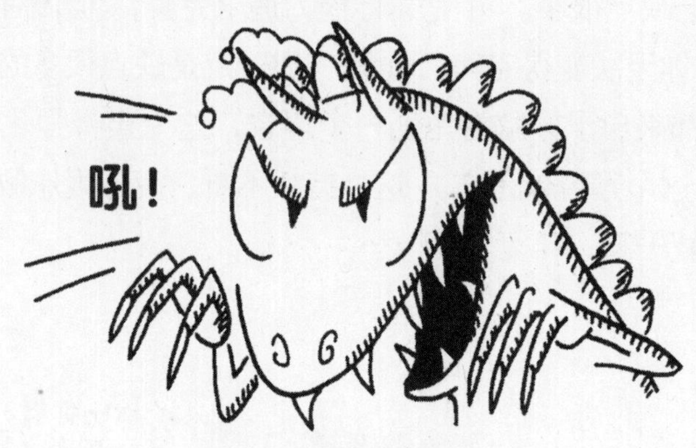

恐慌症来袭！

很显然，它就是存在于人们内心里的某样东西（而且我们知道，它跟精神错乱没有关系）。每个人都不希望与它生活在一起，所以你得学习新的技能去应付它。让我们再看看这些：

在警报首次出现的时候……

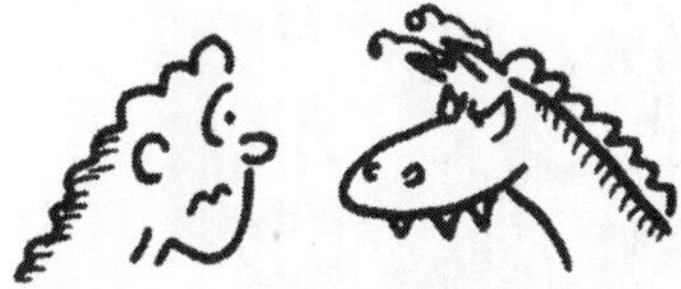

❶ 接受

你希望自己不会害怕，但是你的确害怕。否认它的存在并不能改变它，生气或逃避也没有用。它正在发生，让它前进，与它一同前进，接受它。

❷ 呼吸

观察你的呼吸，如果过于急促、短浅，而且是以胸膛呼吸，请改用深长的、缓慢的腹式呼吸法。当你的二氧化碳与氧气间的平衡出了状况，这个方法可以避免过度换气。缓慢的呼吸也会把你的注意力从它身上移开。

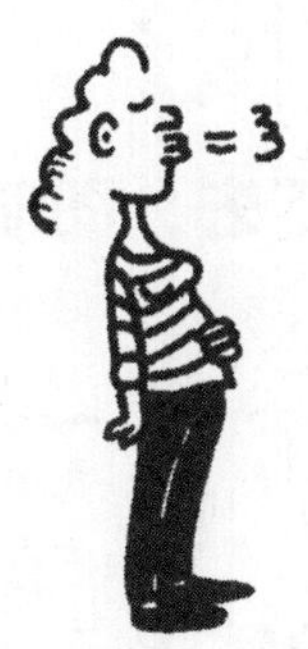

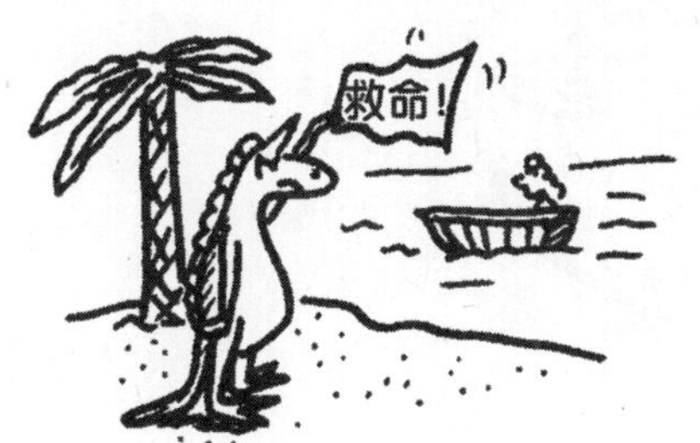

❸ 远离它

想象把它遗弃在一个无人的荒岛上。你离它好远好远，远远地漂走，让它完全碰不到你。

❹撑过去

它的攻击不过持续几秒钟，而且最多不超过20分钟，然后它们就会过去。它们总是会过去的。

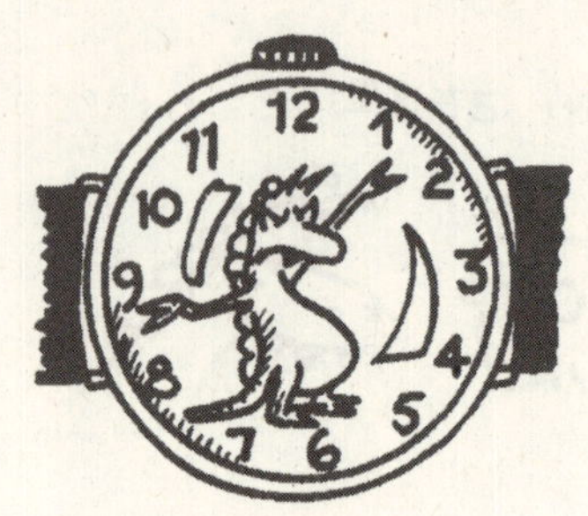

长期而言：

1. 坚持下去，即使感到害怕

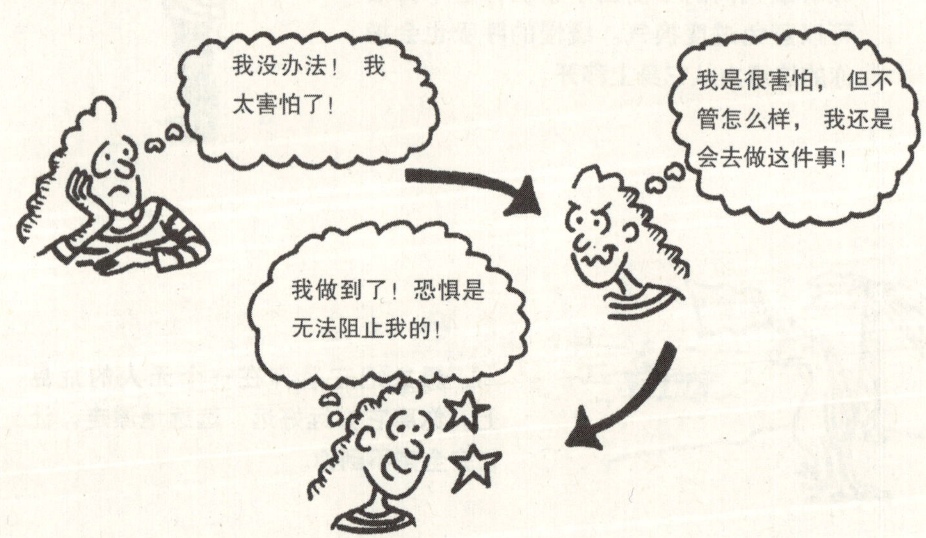

生活还是要过下去，不论有没有它。如果你因为它而逃避生活中的各种活动，它就会主导你的生活。坚持你该做的事，这将建立你的信心，而且可以令你把恐惧丢到一旁。你将会超越恐惧，拥抱真正的生活！

2. 注意你的思绪

密切注意这些苛刻的、自我打击的或过度夸张的思绪。你得劝劝自己。

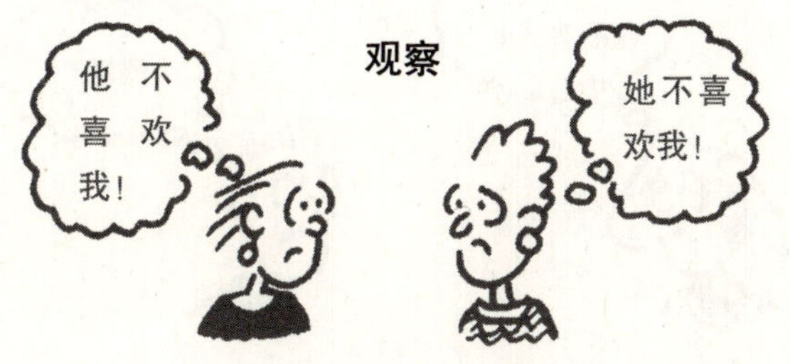

想去读别人的心

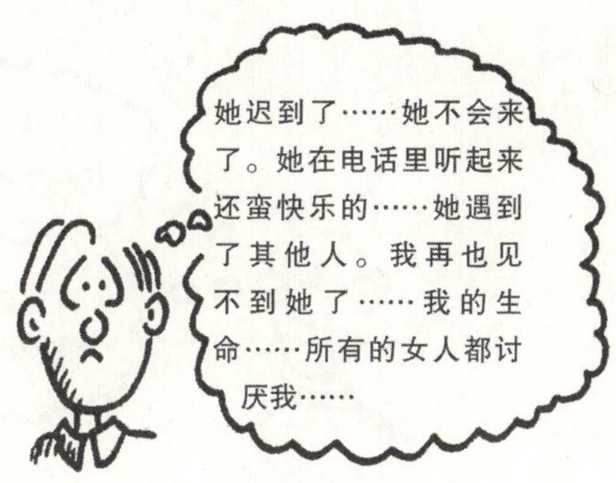

凡事都灾难化

恭喜你找到新工作！情况如何？
那咖啡糟透了！

选择性记忆

只会领救济金的废人！
雅痞！

贬抑与贴标签

我永远做不了什么好事！
我总会把事情搞砸！

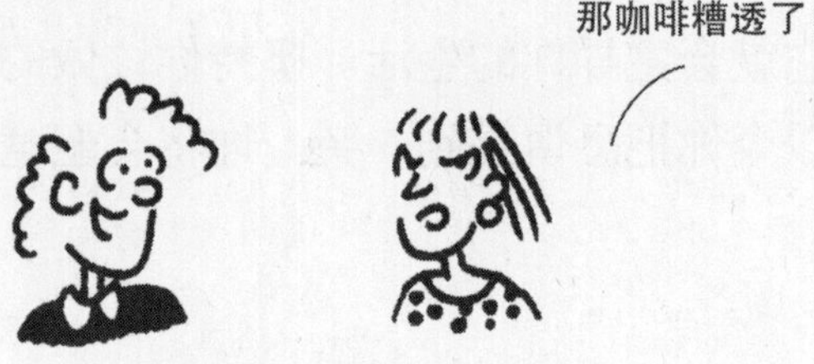

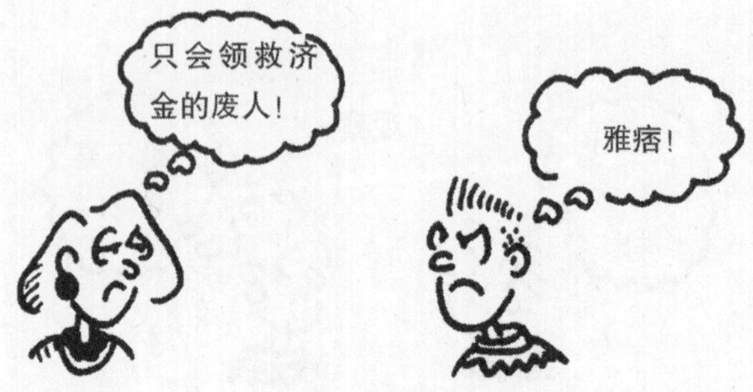

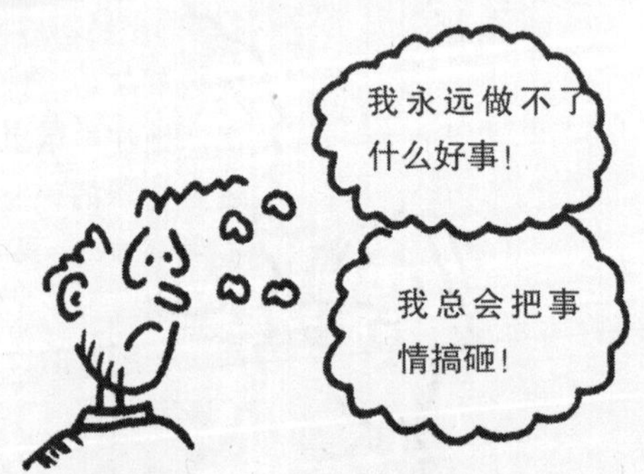

不是全有就是全无的二分法

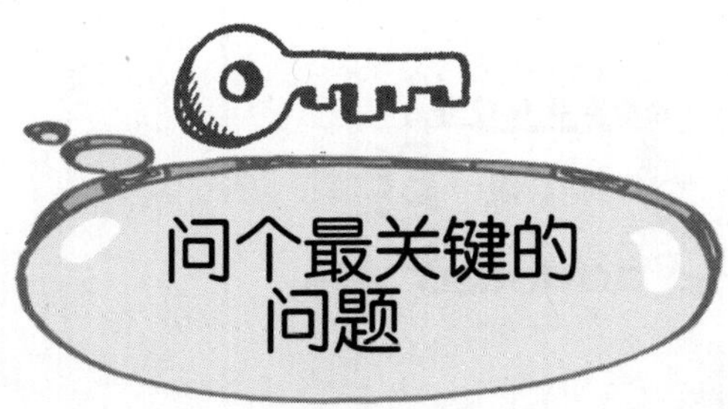

我现在是怎么跟自己说的?

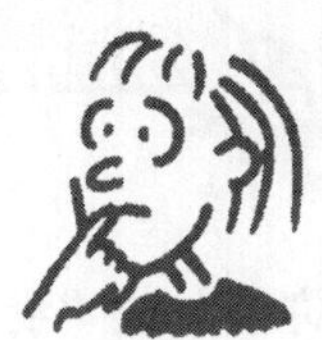

而且,

你得提防它会说……

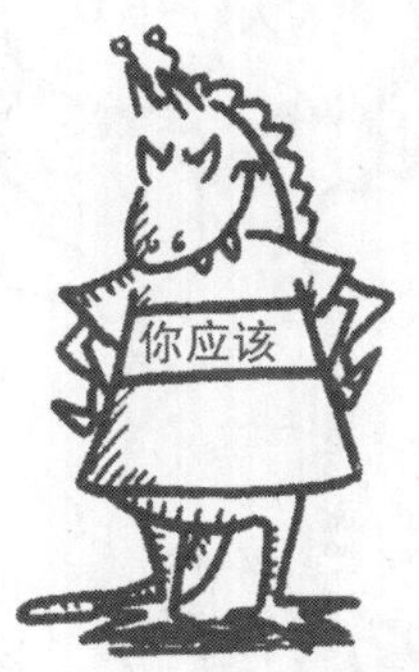

试着改用"你可以"

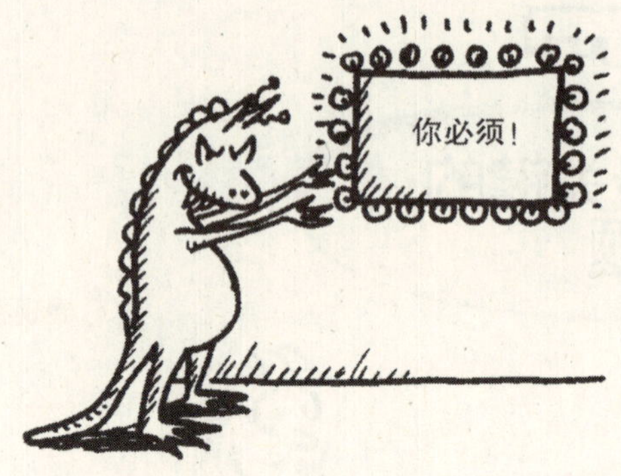

试着改用“你或许该”或“我会想要”或“说不定”

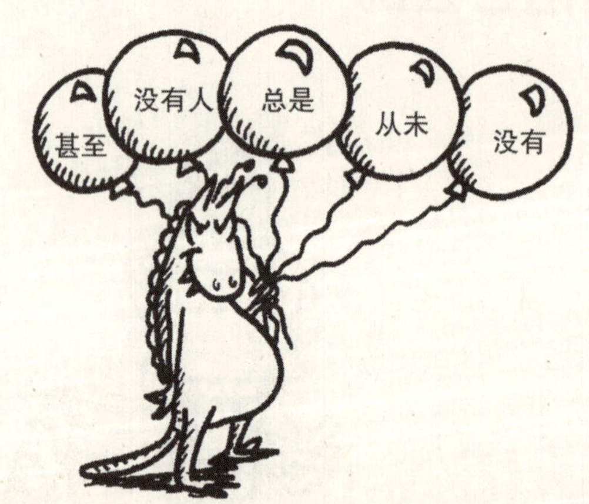

试着改用不那么绝对的字眼

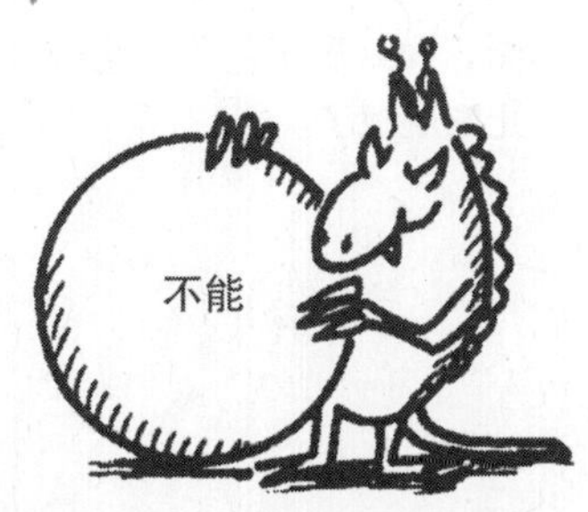

试着改用“可能”，如果你还无法肯定地用“能够”

好吧！那些建议我都照做了。我知道它是如何运作的，而且我一直留意着自己的思绪！

太棒了！你做得很好！ 所以，情况如何呢？

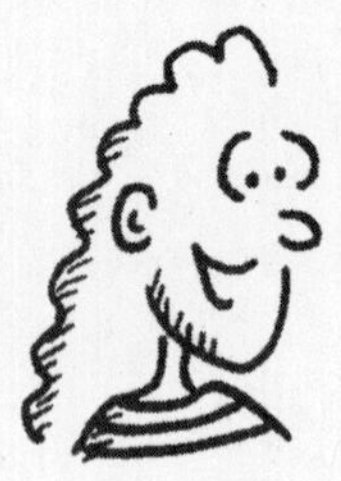

嗯，我好多了。我完全知道该如何阻止它脱轨了。

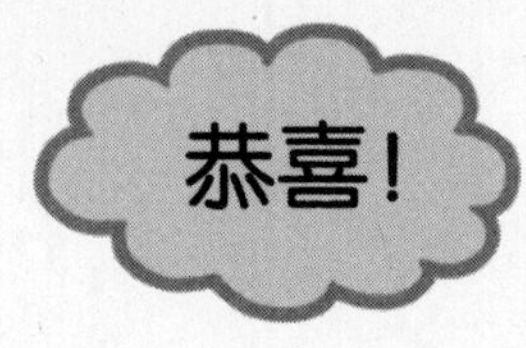

我拥有更多的控制权，而且开始把生理的感觉从可怕的想法中抽离出来。

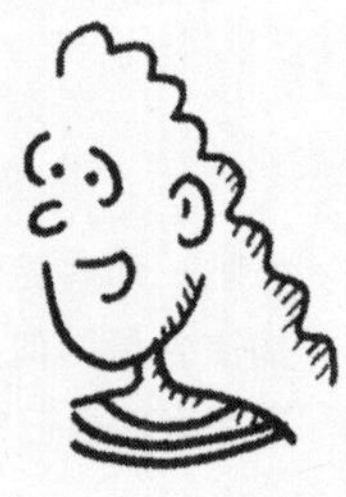

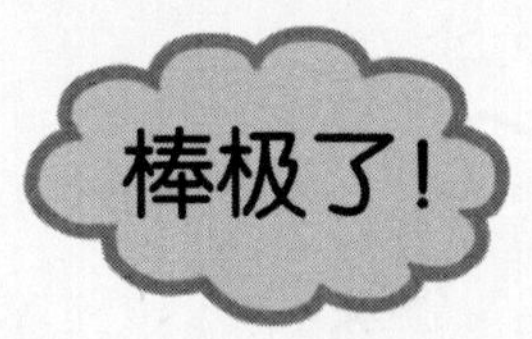

我也不再把自己逼得那么紧，或是对他人吹毛求疵。我不再对自己斤斤计较。

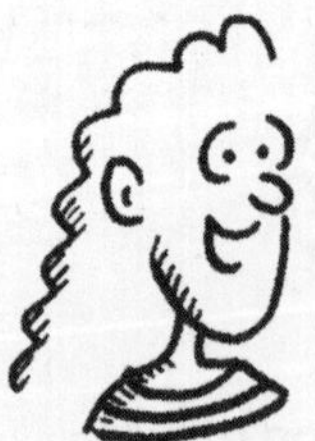

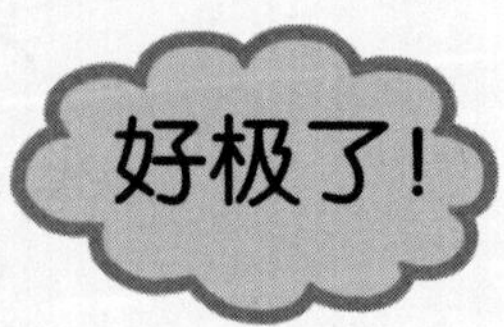

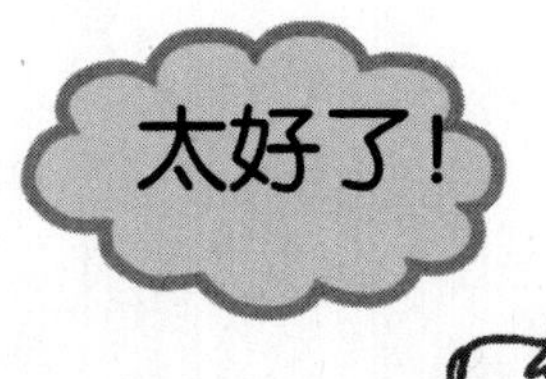

而且我试着好好调整我的生活步伐。我放慢了脚步。

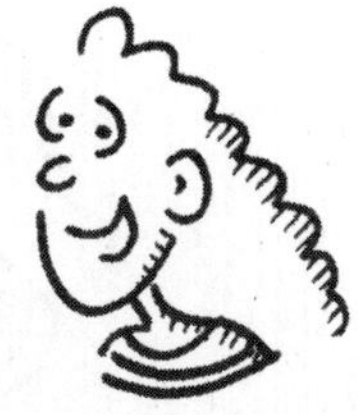

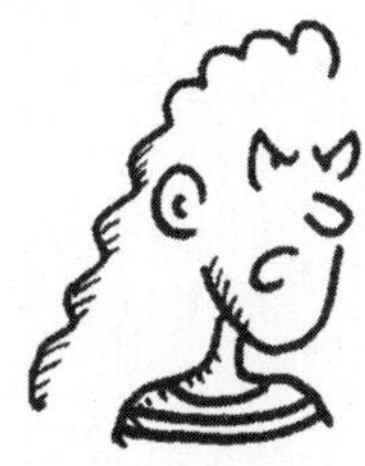

但是……

但是……

有些时候，我还是会觉得受挫！我可能不会惊慌，但会变得非常焦虑。我还是没有完全摆脱它。

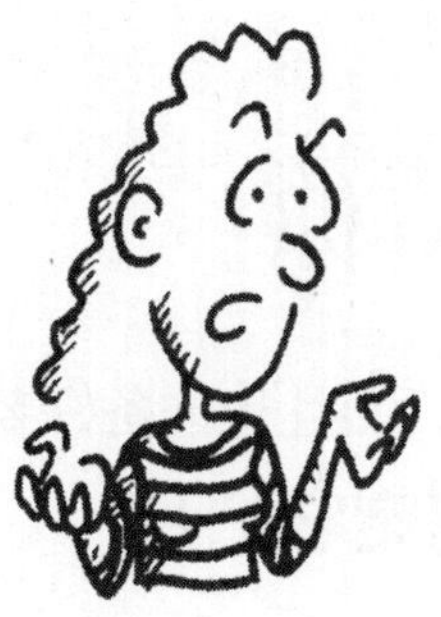

总而言之，我这么努力，我应该可以才对！

哎呀！抱歉啦，用了“应该”这个词！

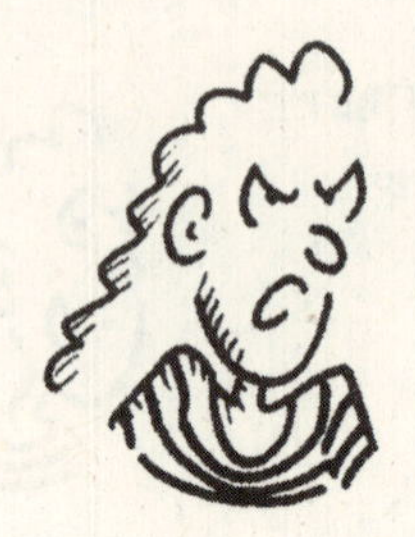

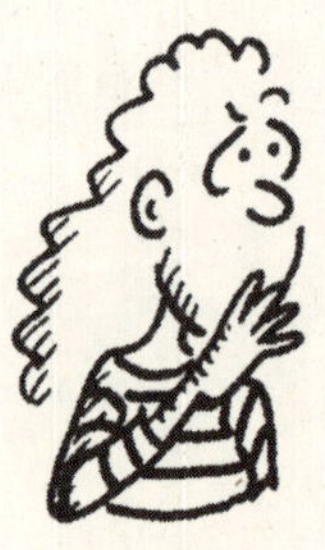

看看你的成长，你走了多长的一段路！有好一段时间，你根本没办法正常生活！你已经改变了许多自我打击的习惯与态度，完成了最基本的任务，而且你现在正处于中间的阶段。

恭喜你！

你已经学会用不同的方式思考，而且也准备好要学习更多的技巧。

我们来搞定它吧！

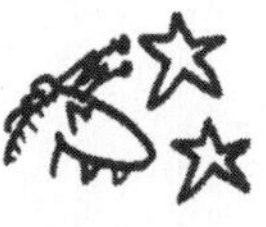

关于它的测试

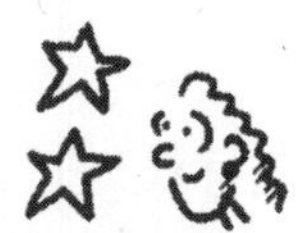

诚实地思考下列问题，找出你自己真正的想法。

Q1.现在你对它的感觉如何？

a.它是摧毁我生活的大灾难。

b.它是我必须（从某种角度来说）与之共同生活的某种事物。

c.它已经完全超出我的控制范围了。

d.我从来不想再次与它共处，但是我很高兴曾经拥有过它。

e.它是我的敌人，而且我曾经为其所害。

f.它激励我对既有生活方式做出非常重大（而且必要）的改变。

g.它是我，而且我就是它，我必须与它和平共处。

Q2.你对自己的感受如何？

a.还好啦！我想。

b.我是个失败者，倒霉的事情总是发生在我身上。

c.我是个好人，我十分努力，为什么我会遭遇到这些事呢？

d.我是有价值的，我正在学习探索自己。

e.我有长处，也有缺点，就像其他人一样。

f.我喜欢做我自己。

Q3.你对生活的感受如何？

a.生活是一连串的测试与挑战，我们从中学习与成长。

b.生活本来就不是件容易的事。

c.生活只是一团糟，混吃等死。

d.生活是由自己创造的。

e.生活可以是美好的。

Q4.你认为你生活的目的是什么？

a.受苦受难。

b.变得更快乐。

c.把我能够做的做到最好。

d.被生下来，然后长大，然后死亡，如此罢了。

e.去服务其他人。

f.去实现我所有的潜能。

Q5.如果你从来没有碰上它，你的生活会如何？

（前提是，你依然拥有相同的人格特质）

a.我将不会去探究自己有何特长，以及思考我存在什么缺陷。

b.是平和、满足与快乐的。

c.平凡无奇的，有时好，有时坏。

d.还是不快乐。

Q6.“快乐”是你应得的吗？

a.我当然应该得到快乐。

b.我只知道，我不应该这么痛苦！

c.凡事只想到自己是很任性的。

d.那不是免费的，我得去赚取。

e.过度期待快乐是不切实际的。

这些问题的设计是为了了解你此刻的想法。如果你诚实地回答这些问题，就会透露出你的某些态度。仔细回忆那些旧有的负面思想，或那些把自己塞进牺牲者、受难者角色里的答案。如果你看到有这种情况发生，那你还有很多工作得完成。

关于改变

为什么我们会拒绝改变，即使身处于痛苦的情境之中？

☆ 看得见的恶魔，好过看不见的未知……改变意味着要离开你的安全区域，进入广大的未知。改变意味着承担风险，而且……

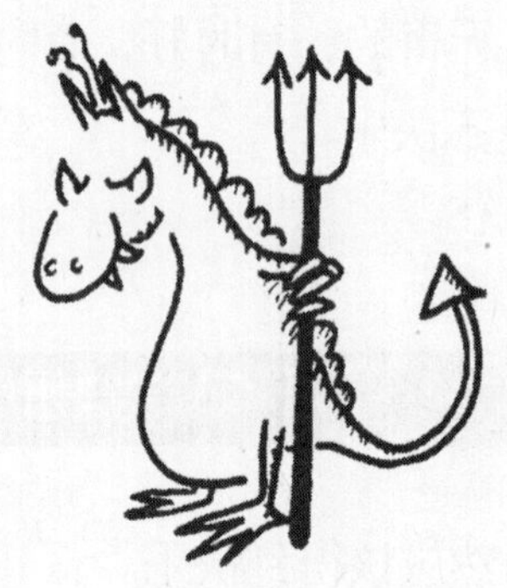

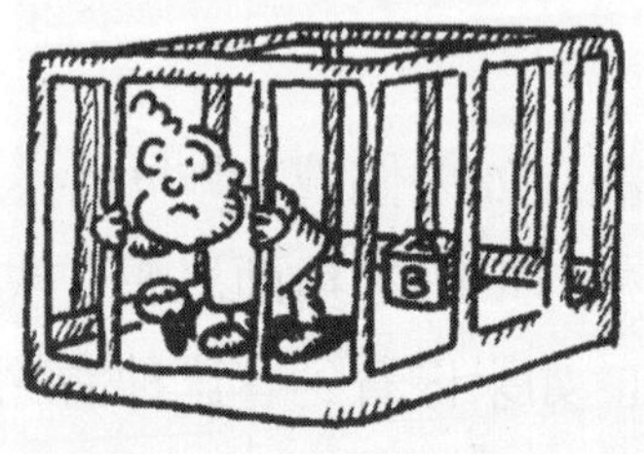

☆ 我们多数人都不喜欢承担风险，为了安全起见，我们经常告诉自己，对生活不要期待太多。

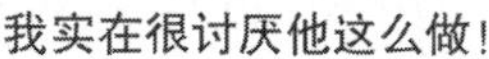

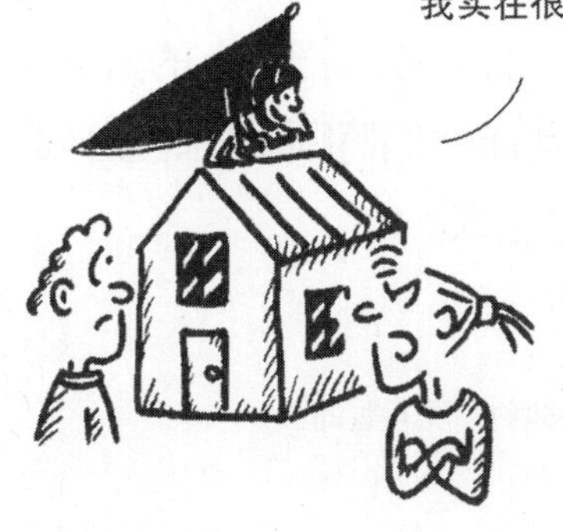

☆承担风险包括挑战你自己与其他人的想法，或许你的想法都是很不错的，但可能会带来反对、抗拒与批评。依据现存的标准，新的行为可能不会被接受。

☆风险还涉及犯错的可能性。如果你对自己吹毛求疵，有些事情会让你非常害怕与惊慌。

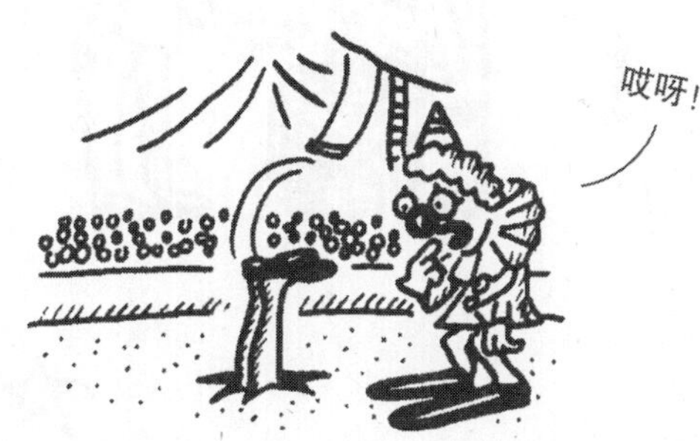

☆改变现状，也意味着你最后可能得面对难题以及痛苦的决定，那是你从来不能、也不想去面对与处理的。

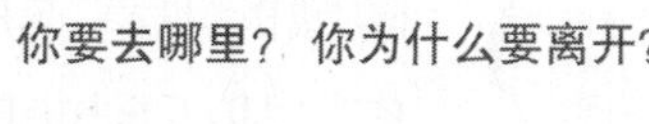

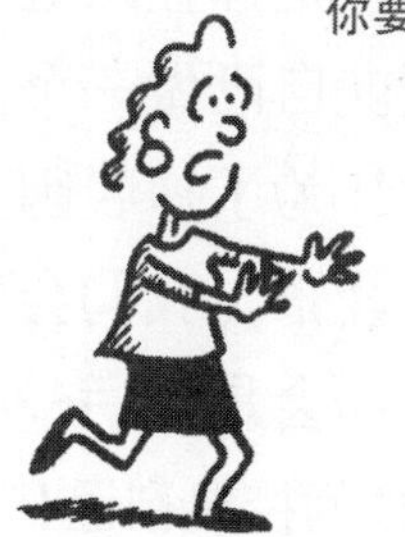

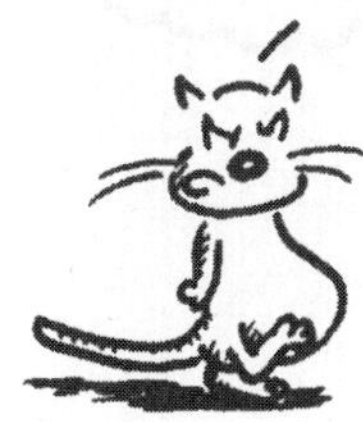

☆ 有时候，如果我们真的诚实，生病反而可能对我们有利。它或许能带来我们所渴望的关爱、爱情、支持与休息。我们能够把所有的责任都放下来，让其他人去做那些困难的决定，而且让他们照顾我们，就像我们小时候那样被照顾。我们可以从生活中逃脱出来。

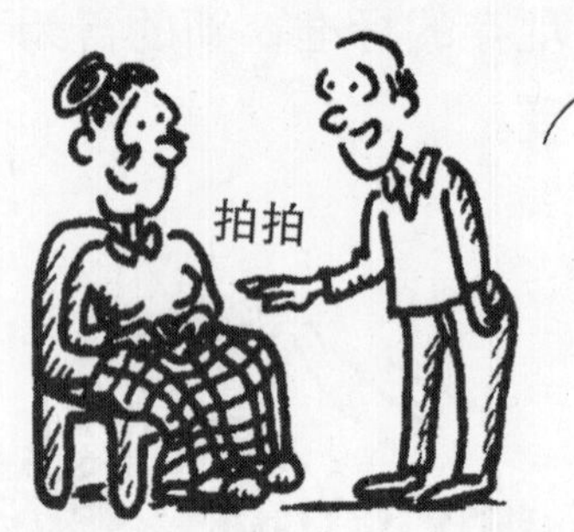

☆ 我们总是对快乐充满怀疑。每当享受了两三天，甚或是一整个月的快乐日子，我们就会开始怀疑陷阱藏在哪里。我们四下留意隐藏的地雷或是掉在路上的香蕉皮，找不到就自己做一个。我们会自我毁灭！为了挣脱因太过快乐而带来的紧张，我们会做任何事情，而且不会是最后一次！我们不知道要如何控制自己！

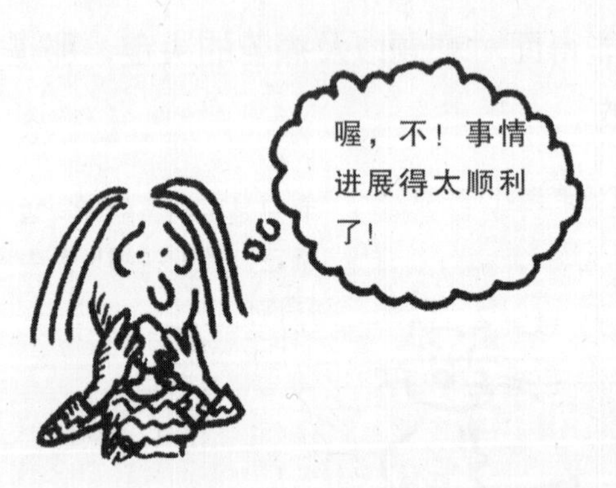

☆我们总是想仰赖外在因素为我们带来快乐，却从未向自身求救。我们指责别人“让我们失望”，我们在等待救援——但是，真正的救援力量是从我们内在来的。

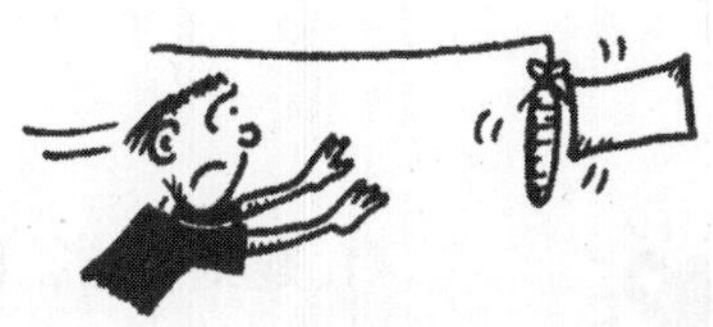

☆我们从未真正展开生活。我们不能老是要等到工作完成、周末来临，或是等结了婚、去度假时，才开始生活。

就是现在！生命在流逝，它是不会停下脚步来等你的。

等我有了车，我就会快乐了！
1952
等我结婚后，我就会快乐了！
1970
等我离婚后，我就会快乐了！
1985
等我投胎后，我就会快乐了！
2008

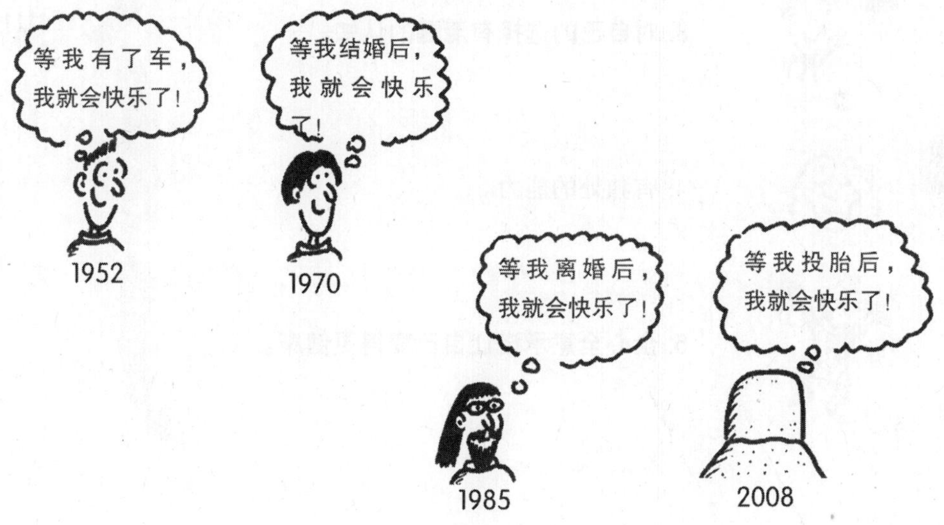

所以……

为了更有效地改变自己，走向更美好的未来，你得开始去实现以下目标：

1. 绝对自信，相信你会过得更好、更快乐与被人喜爱。

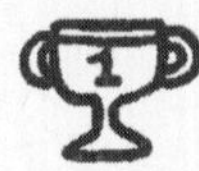

2. 彻底转变心态，你不想做个失败者，而是要成为胜利者。

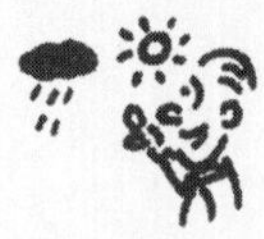

3. 对自己的选择有清醒的认知。

4. 有独处的能力。

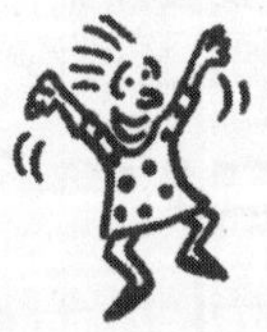

5. 全心全意承诺让自己变得更健康。

现在

让我们深入地探讨这些目标：

1.爱自己

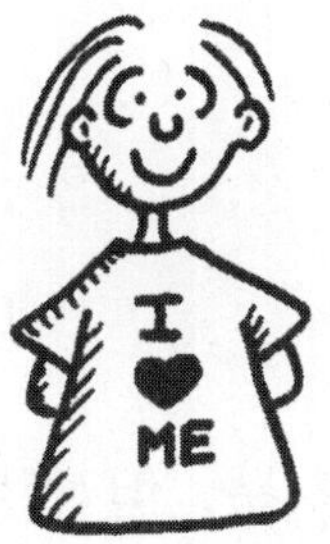

在内心深处，你相信自己会更快乐吗？你是值得人爱的吗？如果不是，为什么不是？为什么你是如此可怕？试着列出在你最好的朋友眼中，你所有的优缺点。要客观一点，从你朋友的眼中去想象你自己的样子。

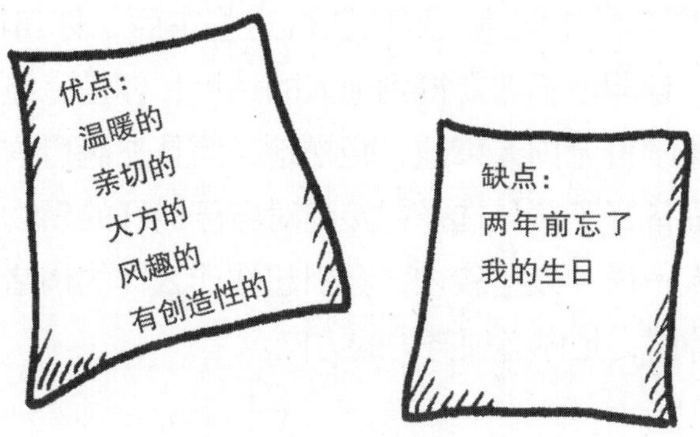

现在，列出朋友眼中你的优点、缺点，然后与你自己列出的比较，两者之间真有那么大的差异吗？那些缺点真有那么糟吗？或者只是人性的弱点？ 现在，你能否看着镜中的自己，没有任何犹豫、充满信心地告诉你自己——我赞赏、尊重并且爱你？

加油！ 你可以做得到！

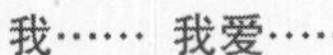

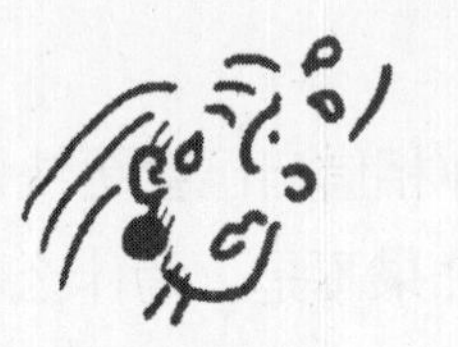

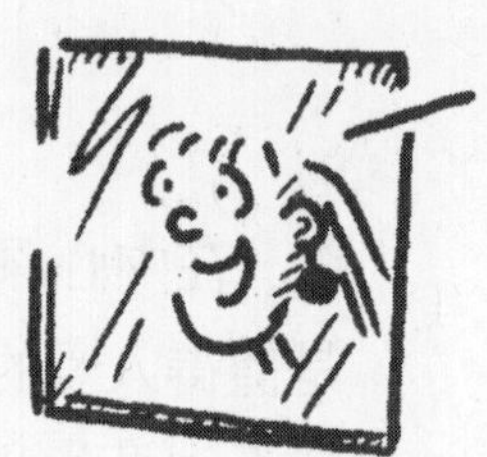

对伙伴、孩子、家人与朋友说出这句话总是比较容易，但对我们自己总是有些难以启齿。为什么要自我排除自己所需要的支持与爱呢？很多时候，你并不需要从他人那里获得这些东西，你自己就可以给予自己！爱自己，意即你不需要得到他人的认可！你是完整的个体，完好无缺！如果你能学着无拘无束地、轻松地，而且充满自信地去爱自己，那么你就已经准备好了，只选择并接受对自己最好的事物，就像你对待其他你所爱的人一样。以上叙述，会引起你什么样的情绪呢？确认一下。它们是你的障碍，是你必须努力的方向。

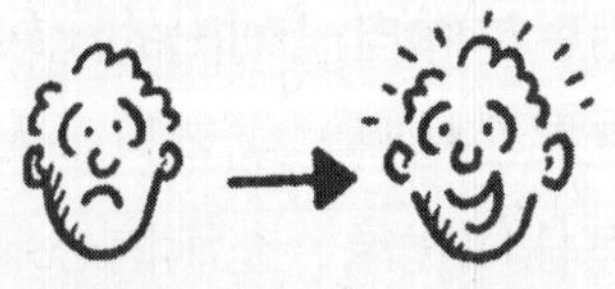

2.从失败者到胜利者

我们要重新探讨这个古老的话题："你对自己说了些什么？"但这次特别

针对的是它以及你与它之间的纠结关系。如果你依然会遭遇恐慌攻击、高度焦虑或感到不安，你如何看待这些事情？（重新参考第31页“关于它的测试”的问题一，或许对你会有所帮助。）

你是否告诉自己：

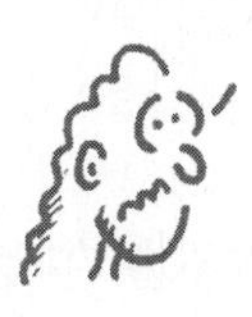

喔，不！另一次恐慌攻击！这种事情怎么能够一而再、再而三地发生在我身上？

或是

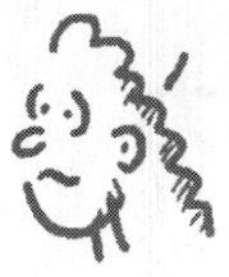

好吧，那是个挑战，很显然，我还有更多的工作得完成！

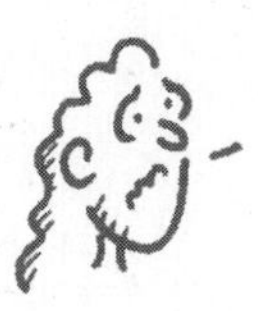

喔，不！我感到很不安，我永远也摆脱不了这些！

或是

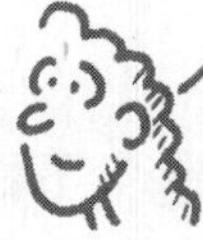

嗯，我觉得有点不安，但是我不会让它失去控制！反正每一个人都有休假的时候。

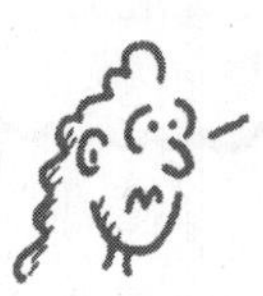

它回来了！这种事情究竟何时才会结束？

或是

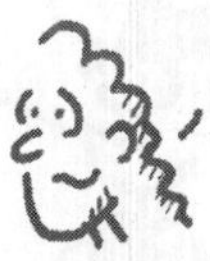

我已经向前迈进了好大一步！现在我不会再往后退！我会继续前进！

如果你告诉自己是个失败者，你必然将成为输家；而如果你告诉自己是个胜利者，你必然将成为赢家。一切就看你是否将自己的内心重组得更有力、更健康。

3.选择

有件非常珍贵的东西，是它绝对无法从你身边抢走的：

选择的能力

不同的想法产生不同的选择，我们选择最棒的那个。事情不断在发生，环境不断在改变，我们如何认知它们，将决定这些事物对我们是好是坏。

范例：假设这是个下雨天……

太好了！这下子不会闹旱灾了！
噢，不！这下子婚礼完了！

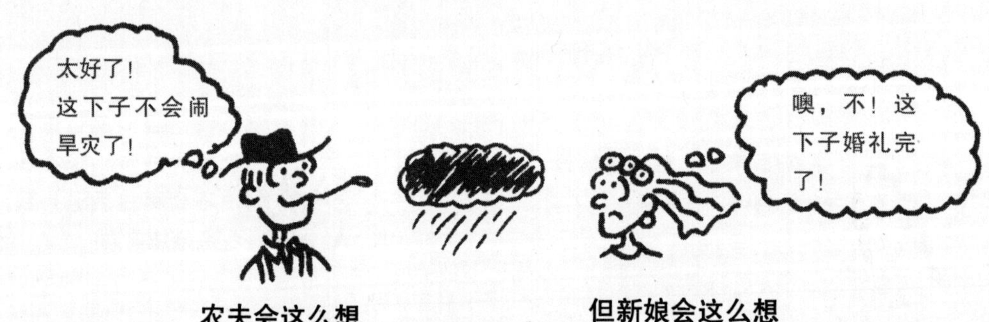

农夫会这么想　　但新娘会这么想

但是，换个角度：

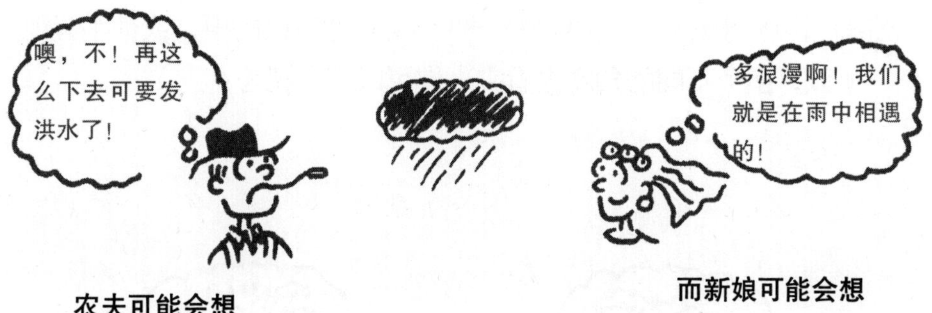

状况的好坏，取决于人们先入为主地认定下雨是好事或是坏事。不管怎样，雨是不会在乎的，它还是照样落下来。反倒是我们选择的看待事物的方式，将给我们带来影响。

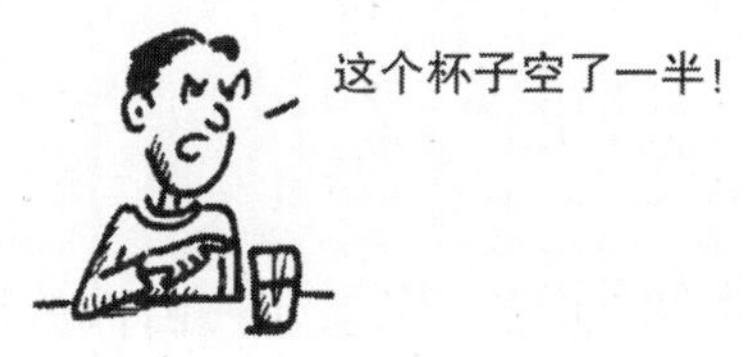

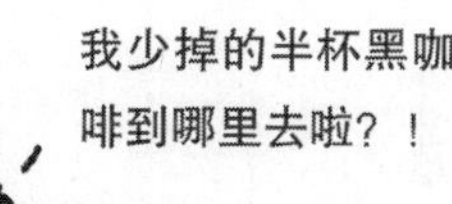

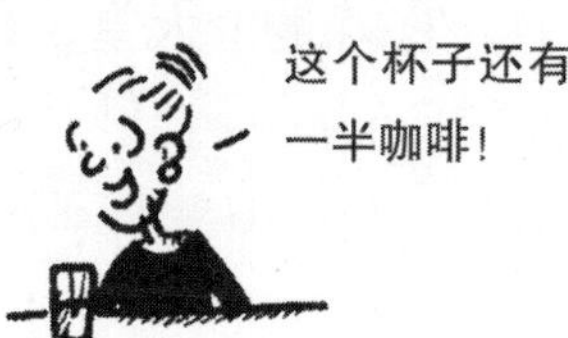

即使是超级大灾难，都可以从正面的角度去看待它。人们往往相信自己内心潜藏了巨大的能量，却鲜少在日常生活中发掘或展现出来。你现在就可以做出选择——做好每一件能支持你自己的事，或袖手旁观。

所以，换个不同的角度去看它，你可以把它视为：

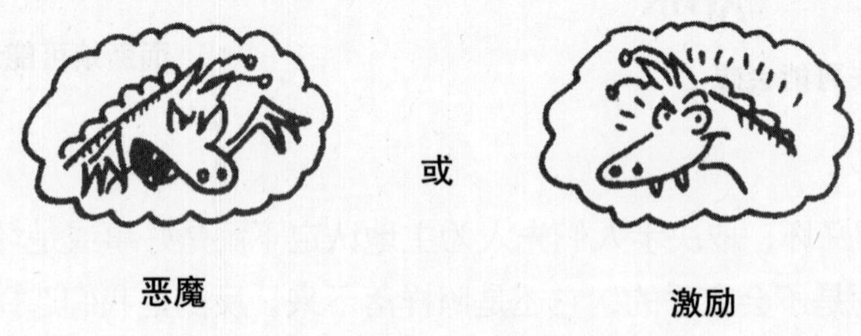

选择你的想法。选择你要相信什么……最棒的或最糟糕的。

4.独处

“独处”究竟意味着什么？你知道如何独处吗？ 想象你独自被放逐在一个小岛上，没有电视，没有电话，没有书，只有你。所有的生理需求都帮你准备好了。事实上，它就是个天堂，只不过那里只有你，独自一人。你会怎么样？

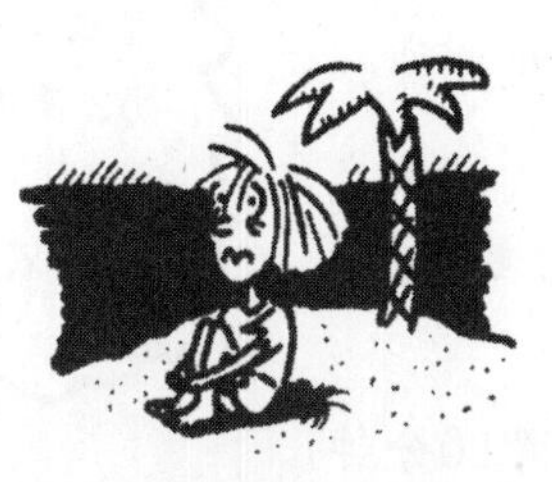

第二天

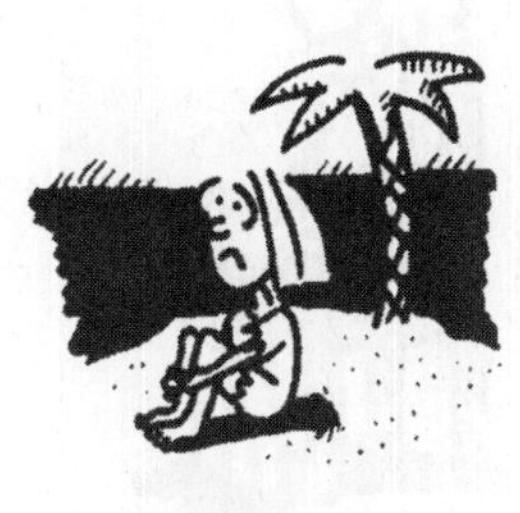

第一天

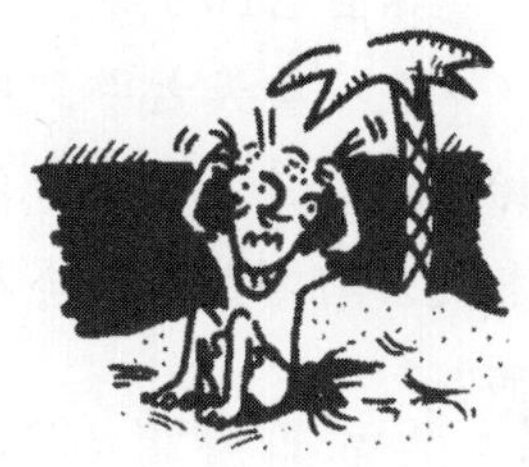

第三天

为什么独处会让人感到这么沮丧呢？为什么你独自一人？这是个很极端的范例，但它的确显示出，独处是件很不舒服，甚至是令人痛苦的事。我们会千方百计去逃避这种情况，利用广播、电视与音乐让自己远离这种情境，或者利用药物、酒精、香烟这些东西来麻醉自己。任何事都好，只要能摆脱孤独。你与你自己的关系是最重要的。你得找出方法，平和地与自己相处，而且觉得心满意足。如果连最基本的关系（独处）都会把我们吓倒，使我们厌烦无聊，那我们又如何能亲近其他人呢？

试试这个测试：

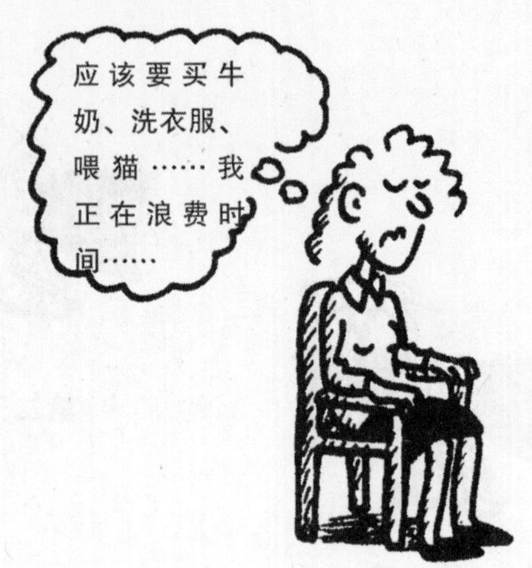

把电话线拔掉，把电视关掉，把门锁起来。

坐下来，同时闭上你的眼睛。

给自己10分钟。

在一整天之中，只要留10分钟给自己，停下做每一件事，跟自己相处。有哪些念头会在你脑海中打转？

你觉得焦躁不安、无聊、有罪恶感吗？你是否觉得好像应该去做些别的事情，或觉得你只是在浪费时间？果真如此，这正是你该好好想一想的事情。有哪些情绪出现了？哪些事情让你觉得不舒服？是什么让你无法得到休息？为什么？到底哪里出问题了？

5.承诺

你花了多少时间去思考它，并且投入了多少精力？如果你把相同的时间与精力完全投注在这个信念上——相信自己的生活中将不再有它，情况会如何？如果我向你保证，你将不再遭受恐慌攻击，只要你有足够的信心，相信自己不会再有这种遭遇。这么做感受如何？感到解脱或是

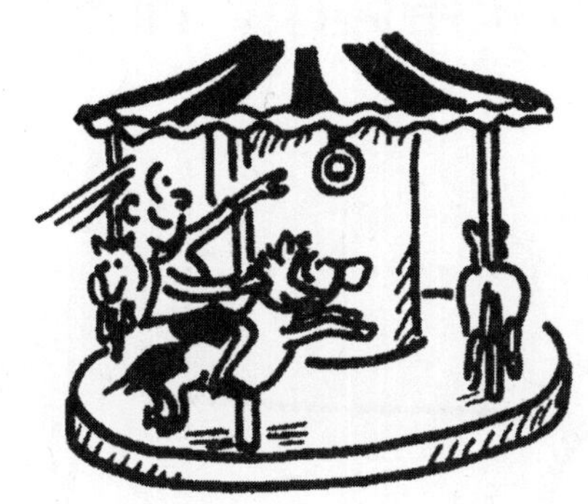

有点害怕？如果你能全心全力去创造自己的幸福，将会发生什么事？你会选择只把最好的留给自己。你真的准备好要……

*永远仁慈、温柔地爱自己？

*选择只接受那些支持你的，并且拒绝任何会妨碍你的想法？

*选择认同你的成就，并且宽恕你的错误？

*拒绝去否定自己的任何快乐，不论做出任何决定、改变或行动，都是为了获得快乐？

*相信，全心全意地，以完全不受焦虑困扰的灵魂与心智去相信？

如果你能这么做，那就已经对自己的康复之路作出承诺。当你作出绝对的、全心投入的承诺，事情就会开始转变。 那些你所需要的，譬如勇气、耐心与决心，就会在这些强而有力、坚定的信念下降临。

相信自己会获得健康，而不是病痛。

你可以选择……

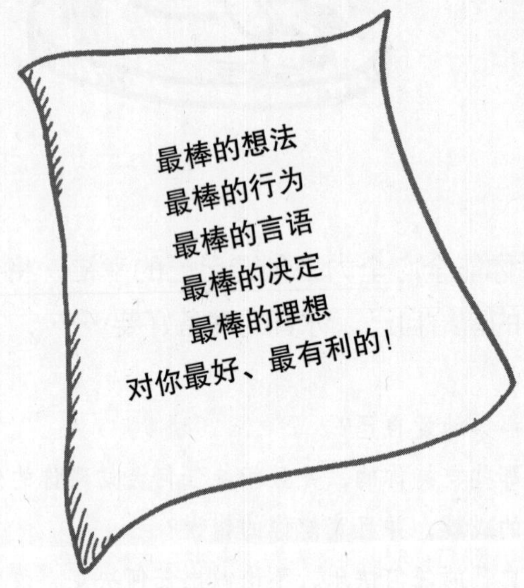

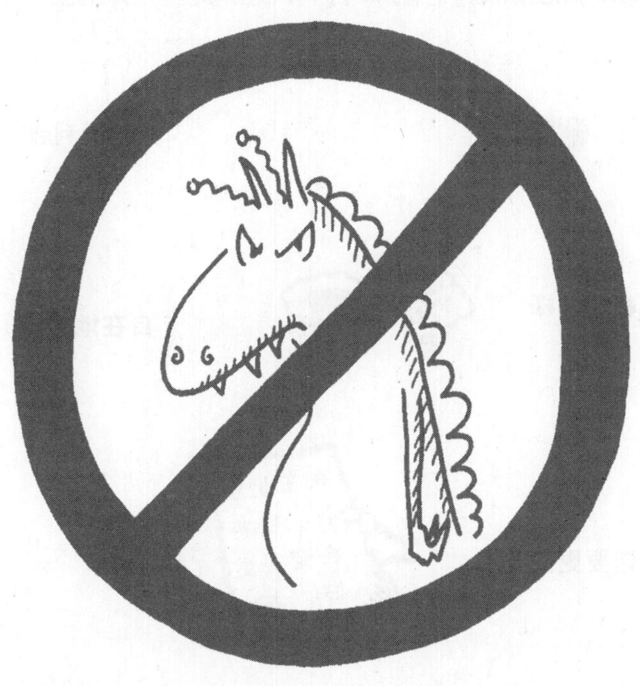

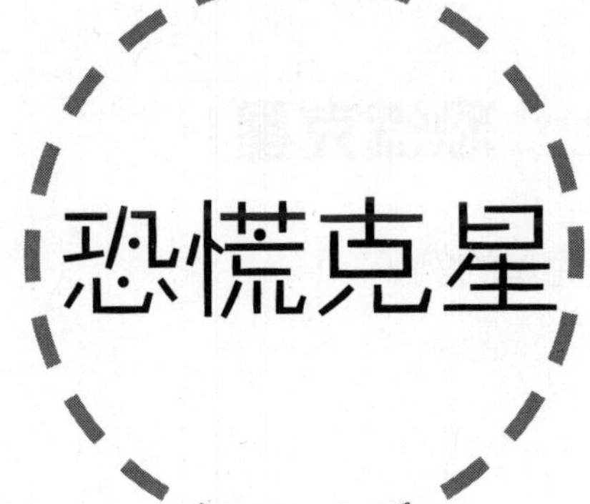

恐慌克星

该怎么做才能在没有它的影响下，达到这些目标呢？

爱自己 

成为胜利者 

正面积极的选择 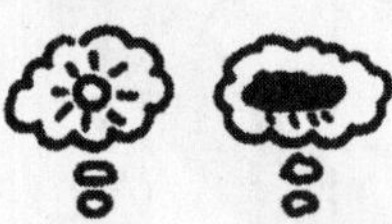

自在地独处 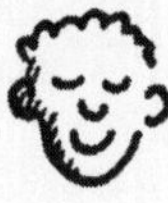

并且承诺要更健康 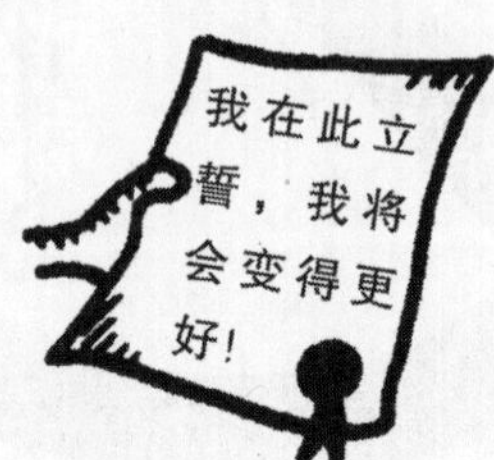

你会叫谁来帮忙？**恐慌克星！**

来看几个恐慌克星的例子。

一、改编它的录音带

现在，对那些逃离这里
的家伙们……再来老调
重弹一次！
你完蛋了！
哈哈！
失败！

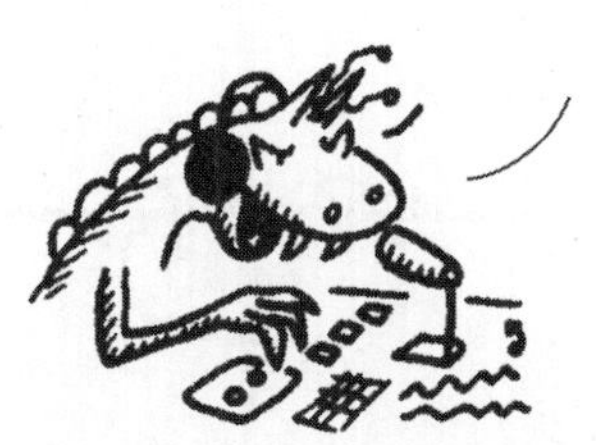

在《与恐慌跳支舞》中，我们做了许多工作，包括：确认，挑战，以及理性推论它在你脑袋里不断告诉你的信息，说你是个有缺陷的人。

我们找出它的录音带，而且看清它们是伤人的、限制人的，且具有破坏性。

这个录音带将在30秒后自动销毁。

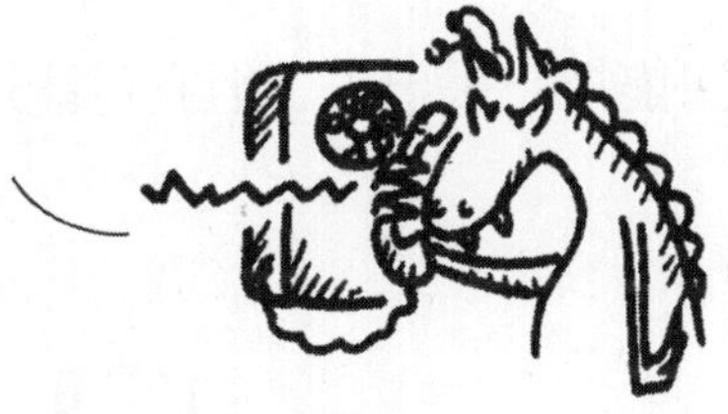

你已经非常努力地去监控、挑战并改变这些想法，以找出比较好的选择。

Q：我们如何有更好的进展？

A：来一些正面积极的洗脑作业！

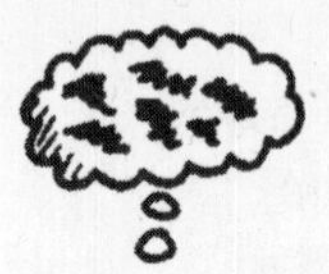

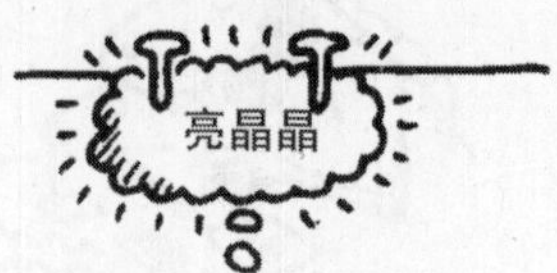

我们的信念与响应通常都以习惯为本，我们会习惯一种思考的模式，而且，因为这正是我们最熟悉的，所以我们会局限于这些老旧过时的想法与行为里。除非我们发展出更新、更健康的习惯，以取代这些陈腐的陋习，否则我们很容易就会墨守成规。

当某些事物已经陈旧过时了，你会怎么做？

你可能把它丢出去，但它可能还蛮有用的（稍后我们会看到）。

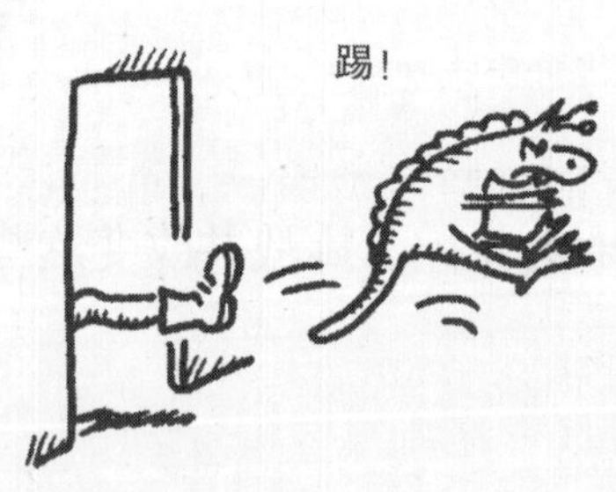

在这个重视环保的社会里，你或许可以……

清洗、更新与回收利用

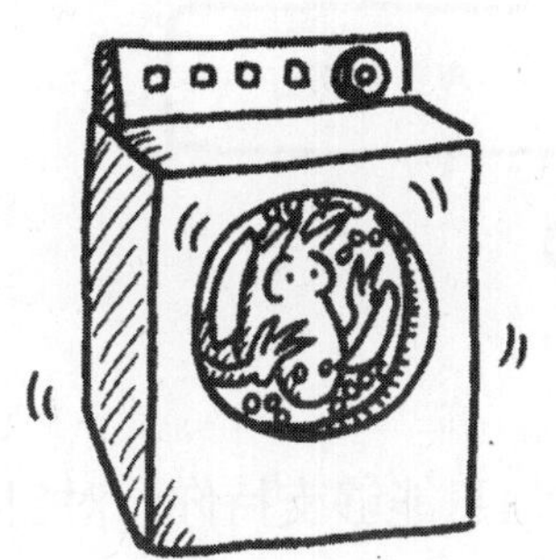

你可以将这些旧习惯（在这个案例里，就是那些旧的心灵录音带），转化成有帮助的事物，而不是碍手碍脚的东西。

想象一下，我们把它的录音带形象化地打印出来，看起来可能就像这样……

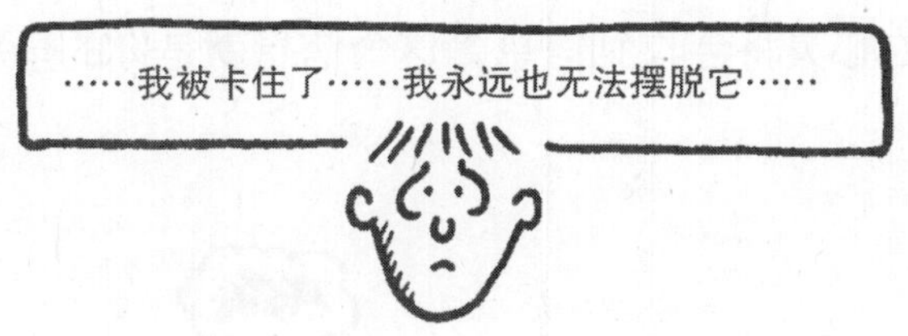

如果我们经常不断地这样告诉自己，而且次数越多，它就会变成我们的事实与真理。它将会根植在我们的心里。

现在需要的是一个重新修正后的信息，它将提供全新的事实与真理，使你树立起自己与所处环境的全新信念。

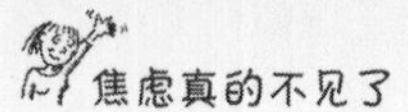

要改变这个信息有两种方法：

☆肯定

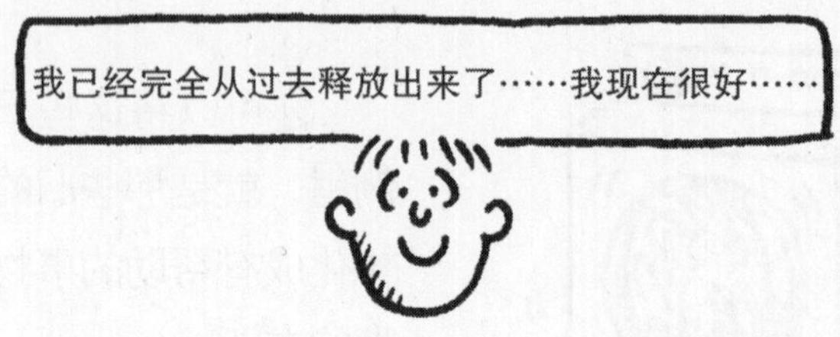

这就是肯定：肯定是一种信息，这种信息能够支持你，对自我与所处环境赋予正面积极的形象。

经常应用"肯定法"，不要重复聆听那些陈旧、具有破坏性的心灵录音带，你会改变那些负面悲观的习惯与态度，成为全新且正面积极的你。

最后，你的心灵将会收到信息，这个信息就是你的全新真理。

简单地说：

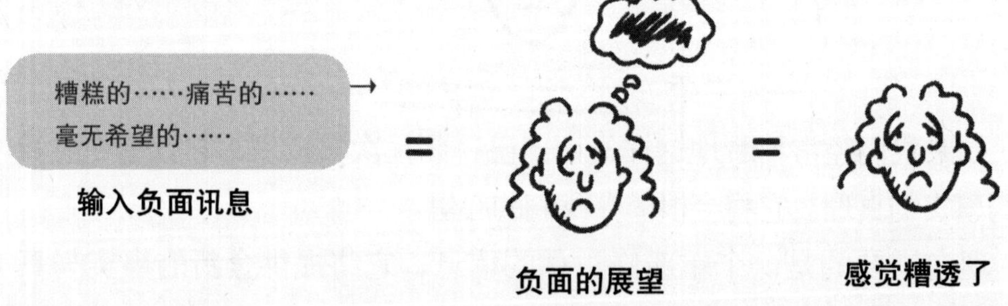

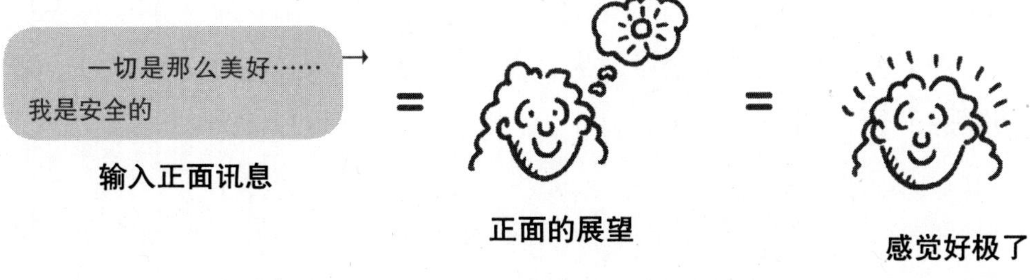

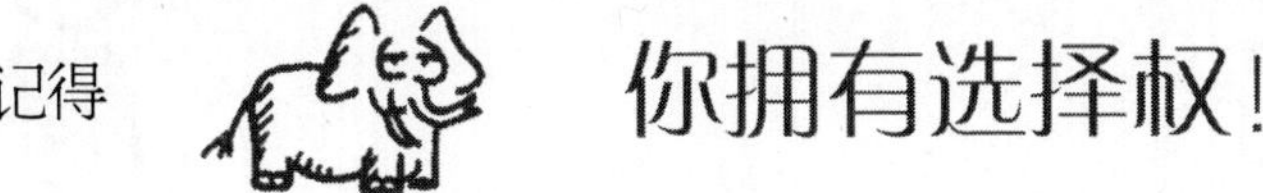

通过肯定，你可以实现大部分的希望。

☆重复

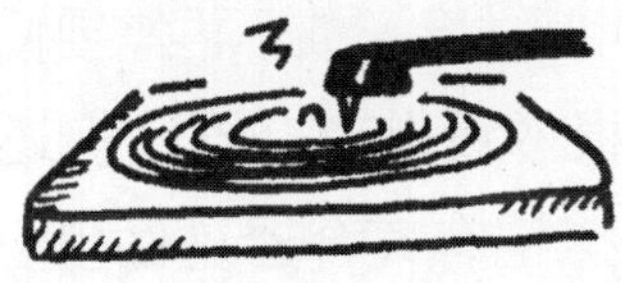

这些陈旧、痛苦的信息一而再、再而三地出现，就像沙哑、嘈杂的唱片，经年累月地重复播放，不是吗？

想要得到一个全新的信念，而且深植内心，就需要持续的播放与重复。

许多人会说，那完全没效果，这是因为他们只不过试了一两次，就期待会有奇迹出现。

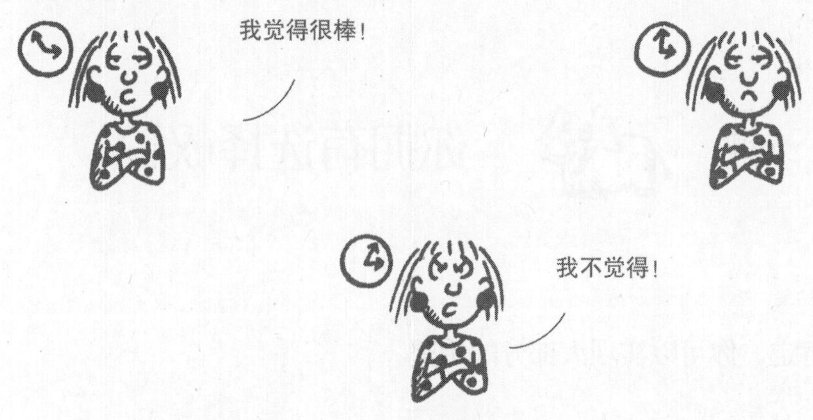

我们是习惯的动物，改变习惯需要时间。例如：假设你本来是开手动挡车，现在你买了一辆全新的自动挡车，在知道这辆新车根本没有离合器之后，你得花多少时间才会习惯不再需要使用离合器？

你其实很清楚新车根本没有离合器，但还是会延续这个旧有的习惯。最后，你将会完全忘记有离合器这件事……直到再度开手动挡车

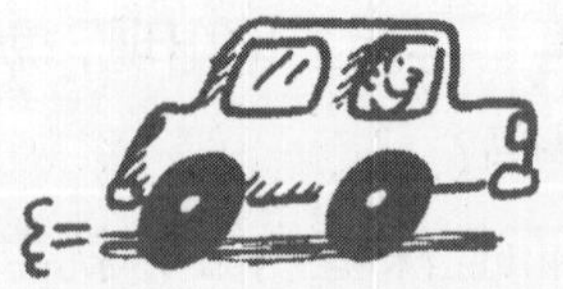

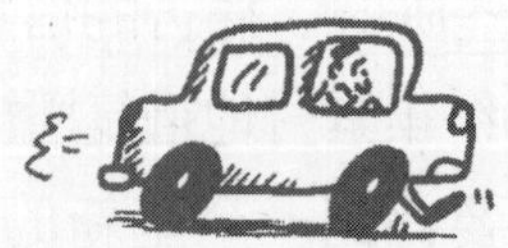

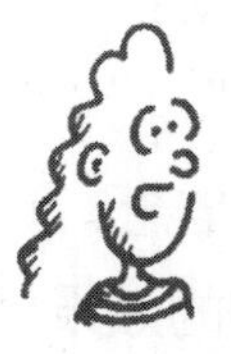

时，你才会想起来！要将你的思想重新编码也是如此。你需要练习，定期的、经常的，而且要完全专注，直到这个正面积极的想法变成自动自发的机制才行。每日笃行10~15分钟的肯定课程，你应该可以在2~3个月内感受到成效与好处，但你必须坚持这个习惯才行！

☆ 架构自我肯定的陈述

既然它会利用各种负面的暗示来突袭你，最好的做法就是以正面积极的措辞来肯定自我。

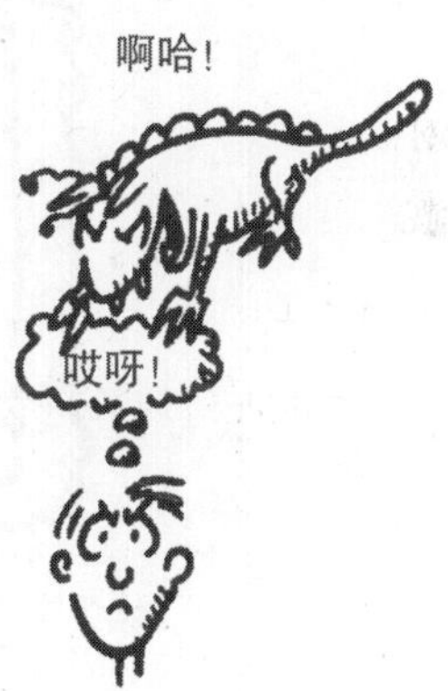

所以，不要说：“我不害怕。”

试着改说：“我很平静。”

同时，你的肯定句最好是现在式：

是“我是”，而不是“我将会”。

你正在设定一个对自己的全新信念，而不是模糊的希望。

你的语气越自信，这个肯定句的效果就越好。一个坚定、强而有力的声明，比任何异想天开的狡辩，更能对你的潜意识造成影响。

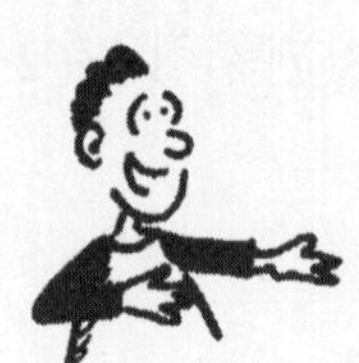

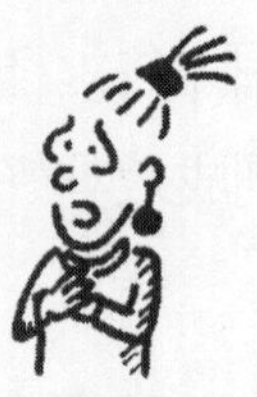

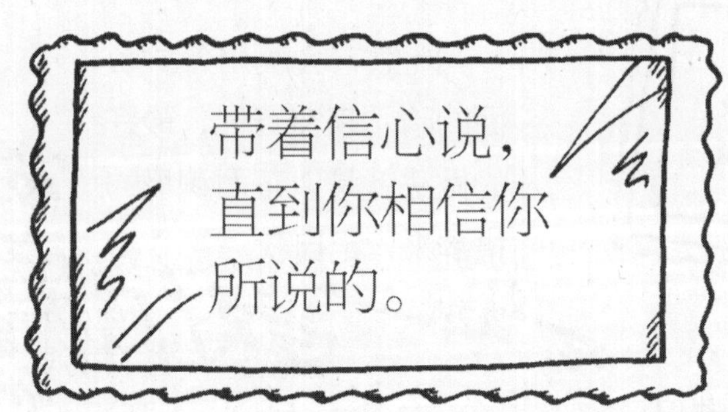

还有一些好主意：

把你的肯定语句录下来，然后在每晚睡觉前，或在每天早晨开始工作前，放给自己听。

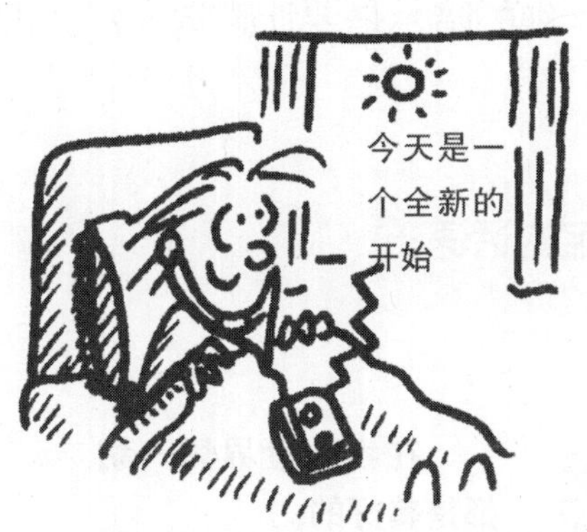

把你的肯定语句写在卡片上，把它们放在你最常看得到的地方。记得把注意力集中在文字上，把它放入心中。

有些人可能会把自我激励的肯定语句视为沉闷的陈腔滥调。因为我们变得愤世嫉俗，嘲笑如“今天是你全新生命的第一天”这类话语。但是，好好思考这些话语为你带来的意义，这种嘲讽心态就会被摧毁。暗示也是件重要的事，你的暗示是要让感觉变好。肯定的话语是很有力的工具，要善用它。

这里有一些肯定的话语：

在我的世界里一切都是美好的。

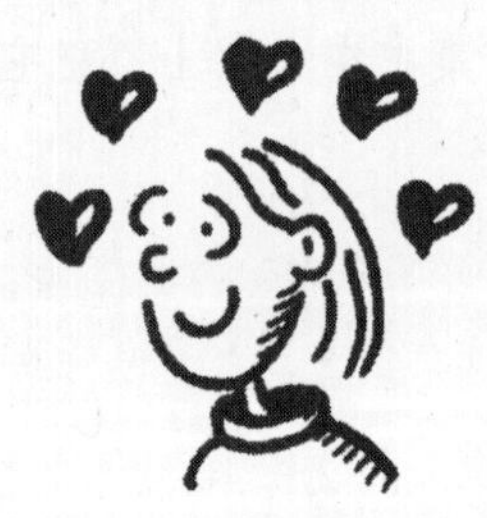

我是被爱的、爱人的，而且可爱的。

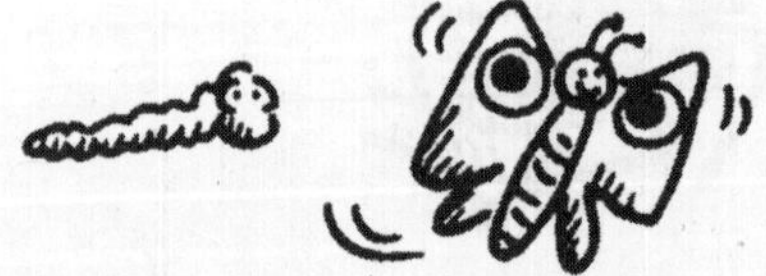

改变与成长对我而言都是安全的。

我已经从过去中释放出来了，而且满心欢喜地迎接未来的降临。

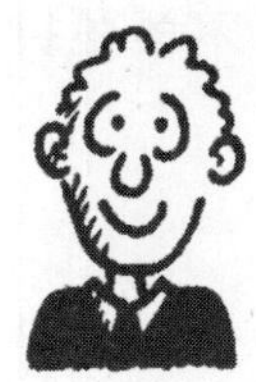

我与自己及他人之间都能平静地相处。

或者，你可以自己创造出自己的肯定话语，用于任何事情上——体重、戒烟、金钱、爱情——任何事！

你能够做到！（这就是肯定！）

☆ 想象

想象与肯定的话语有些类似，它给你提供一个全新的剧本。这次只有你一个人在拍摄你自己的电影，而且你是唯一的作者、导演、编剧、明星，也是唯一的观众。如同肯定的话语一般，如果长时间且定期地应用这个技巧，想象将会发挥出最佳效用。即使在偶尔为之的情况下，想象依旧能提供些许帮助。最重要的是，在做这件事时一定要全神贯注，试着让事件的影像真实呈现，不单单只是做白日梦。让它成为真实！

如何想象……

1.让人放松的电影

为了协助你放松，闭上你的眼睛，让自己置身于一个安全、安静的地方，把你的心灵融入这个令人舒适的环境中。尽可能描绘出各种细节——颜色、灯光、阴影、声音和气味。向前伸出手，碰触那些围绕在你身边的事物，创造出一个安全、平静的天堂。在那里，你可以保持平静。它可能是：

躺在沙滩上

感受阳光的温暖（你当然做好了防晒措施——晒个20分钟是没问题的），聆听海浪轻拍着海岸，轻触在你手指下的细沙。

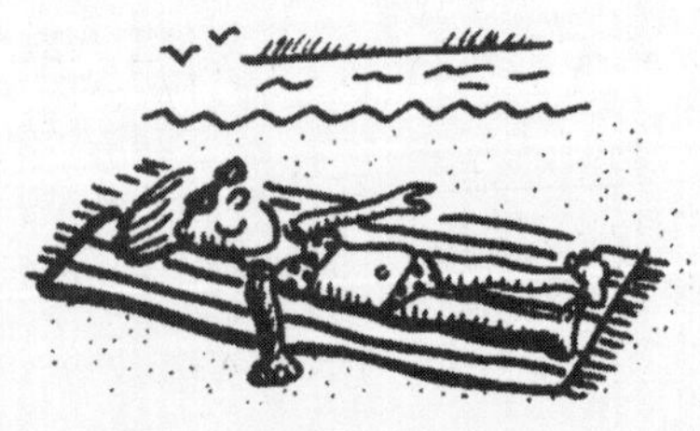

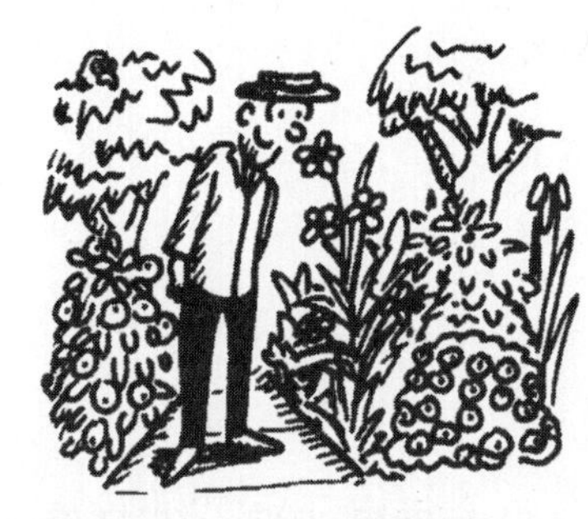

在花园里漫步

闻闻花香，感受缤纷的色彩，沉浸在平静里。

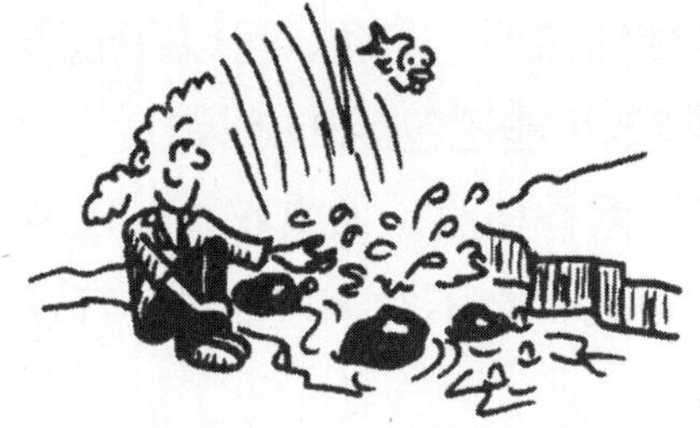

坐在瀑布旁

倾听瀑布的轰隆声，看着它流向远方，浅尝那干净、清冽的河水。

漂浮在蓝色的游泳池中

感受那池水正支撑着你，听着远处传来的声音，让自己放松，漂浮在水面上。

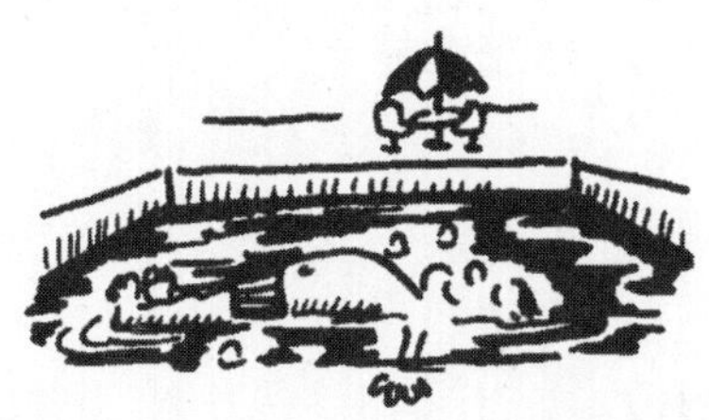

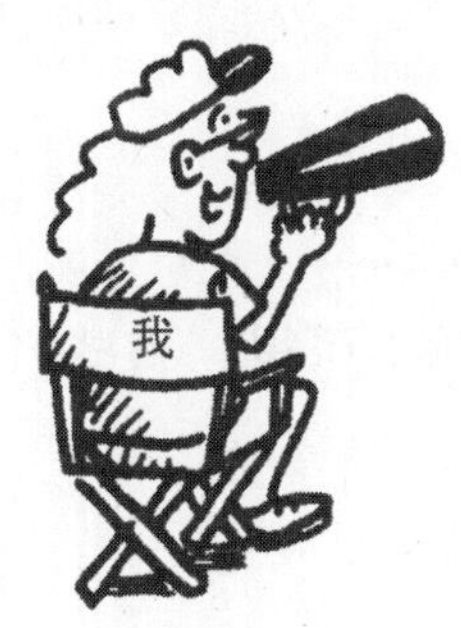

这是你的圣殿，没有任何嘈杂、邪恶或痛苦可以进入此处，它被防护罩安全包围着，将一切可能干扰或破坏你平静的事物挡在外头。 既然你是自己电影的导演，你拥有完全的自由，让自己的想象无拘无束地飞翔。你掌控了：

A.场景

B.片长

C.灯光

D.特效

E.续集

只有你是明星，而且你的角色可以感受到和平、安逸，可以在最佳地点放映，这是多么棒的角色！你的部分特效可能还包括3D效果！

试着加点料——在花园场景里加上些许熏香精油（如熏衣草、玫瑰与茉莉）， 在海滩场景里涂上防晒乳液。（为什么不？）只要对你有好处！

来点音乐也很有帮助。有许多让人放松的音乐唾手可得，有些音乐中还加入了自然的声音，如鸟鸣、流水与海浪声等。

2.“我一定做得到”的励志电影

这次你要开拍的是部动作片。再次强调，你是导演、制片与明星，而且可以选择电影里的角色，你甚至能够把它设定在真实的情境中。而且，千万别忘记，剧本也是你写的！

这里有两个范例，显示了主要的场景，你要把剩下的填进去。切记——尽可能把电影里的一切细节描绘清楚，让它成真！

剧本一：困难的面试

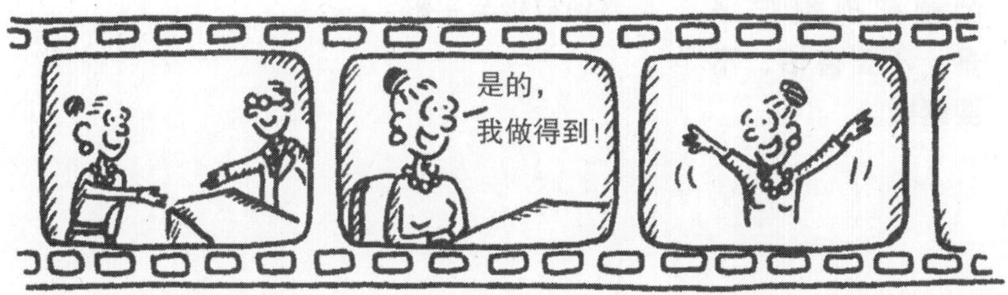

序幕	高潮	结局
有自信地与面试官打招呼，脸上带着微笑，展现魅力。	**以肯定、放松与从容不迫的态度，轻松地回答所有问题。**	**工作到手！**

剧本二：挑战电梯恐慌症

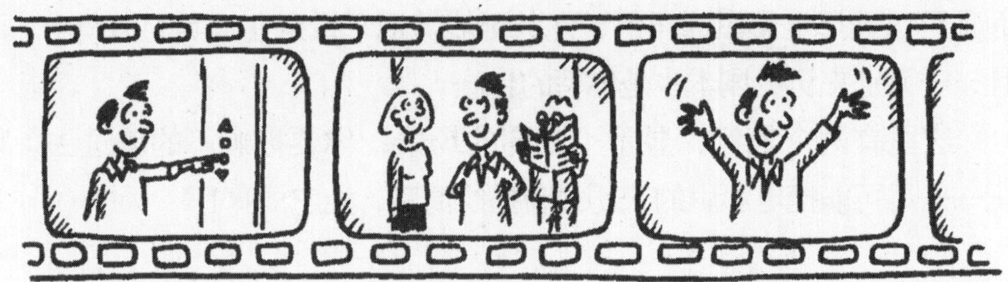

序幕	高潮	结局
电梯里面是最常见的幽闭恐惧症场景。不要害怕，不要迟疑。	**搭电梯到20楼，感到放松与平静。**	**毫无恐慌攻击！**

借助想象，预演各种真实生活中的情境，如此一来，可以预先创造出正面积极的结果。你能够感觉到自己正在迈向成功，而且体验到你可以把现实生活中的情境处理得很好。如果你预见自己能够以平静、轻松的心态来看待这些困难的情境，你就更有可能在真实的情境中感到放松。

在想象中，你越是有信心、越是思绪清晰、越是感到放松与快乐，就越能为你的现实经验带来帮助。

预演成功，赶快设定成功的条件（成功代表着把沮丧情绪给处理好）。我们通常在预演失败时一点问题也没有，而这正是所有的恐惧与害怕的出处！好吧，就此扭转这些负面想法！

所以，写下你自己的快乐结局！给你自己过得更好、更健康、更积极正面与充满能力的通行证，这是你的电影！在想象的世界中没有任何限制！

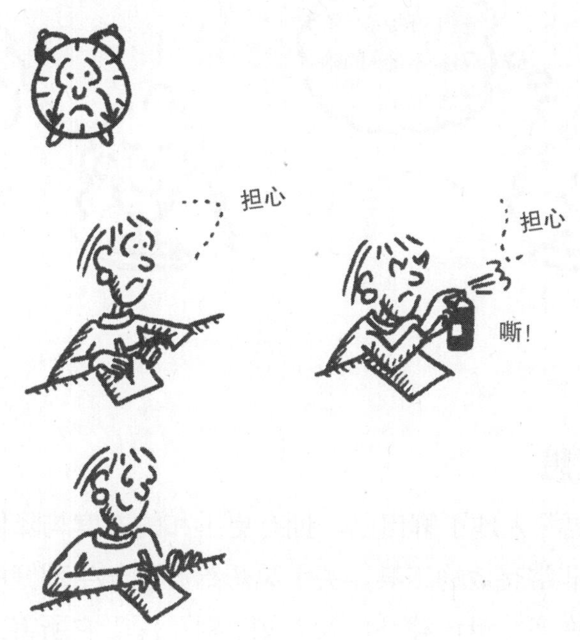

二、忧虑时刻

每天分配1个小时给忧虑。这是你唯一能够让种种担忧占据你的时间，也是准许你对自己唠叨不休的时间。你要坚决地把持住，如果你发现自己在这约定的1个小时以外还担忧不已时，提醒自己现在不能受到这种干扰，留待稍后的忧虑时刻再来处理，到那时，你会全神贯注地处理这件事。在忧虑时刻，经常会发生一件有趣的事——你往往不觉得自己正在忧虑！

三、冥想

要使你更深入地了解自己、拥有更平和的态度与降低压力的能力，定期冥想是非常有效的工具。关于冥想给心理与生理健康所带来的正面效益，已有许多文献记载且广为人知，对于深受它所害的患者而言，冥想特别有益！许多健康机构已经把冥想课程引入他们的治疗计划中，用于如焦虑症、末期病患与慢性疼痛的患者身上。

我们都曾冥想过，只是没有将其称为冥想罢了。当我们“把开关关掉”时，这种情况就会发生，“陷入沉思”这句话形容的就是这种情境。虽然我们不见得真的是陷入沉思，实际上，我们只是允许让思绪自然产生，不带任何情绪在里头。

冥想可以让为它所苦的人远离那些无止境的、来自内部的唠叨与吵闹，远离那些令人焦虑的想法与持续不断的忧虑。当身体得到充分的休息时，心灵也可以获得真正的休息。

冥想可以增强我们对恐惧的自我控制的信心，让我们轻松地与恐惧擦身而过，并且平静地解答我们的问题。做白日梦就是冥想的一种方式，当我们迷航时，就任由思绪漂浮到它们想去的任何地方。冥想是最自然、最简单不过的方法，每个人随时随地都可以做到。

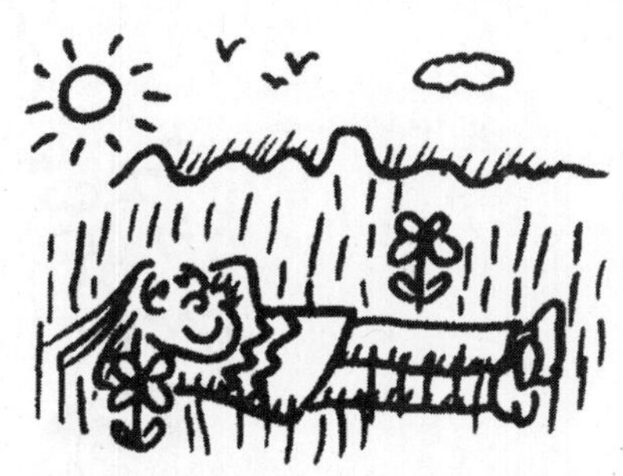

在“健康的它”那一章中，我们将会更深入地讨论冥想。

四、活在当下

你无法改变过往，它已经发生了，你唯一能改变的是看待过去的方式。你选择如何看待你的过去？ 你的过去可能是悲惨的，但在那之后，你有多少次比以往更残忍地对待自己？如果我们从未经历过犯错或尝试挑战新事物，我们又如何能够成长、学习？

我真希望从来没做过那件事，我内心充满了罪恶感！
好吧！我犯了一个错误，现在我知道了。

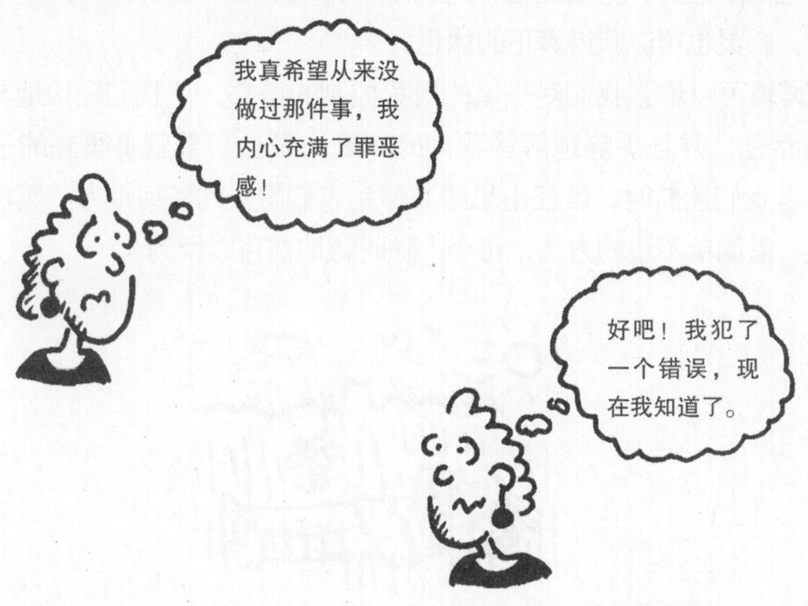

勇往直前，别怕犯错！每个人都会犯错，搞砸了就搞砸了！让它过去吧！

如果你从来没有处理过棘手的状况，你永远学不到任何东西。放自己一马吧！也许在第一次面对这种状况时，你根本没有足够的知识或经验去把事情做对，但现在你有了，从错误中学习到了！那些害你过去如此悲惨的人，也可能完全不了解或尚未从中学习成长！原谅他们！记恨对你有什么帮助吗？

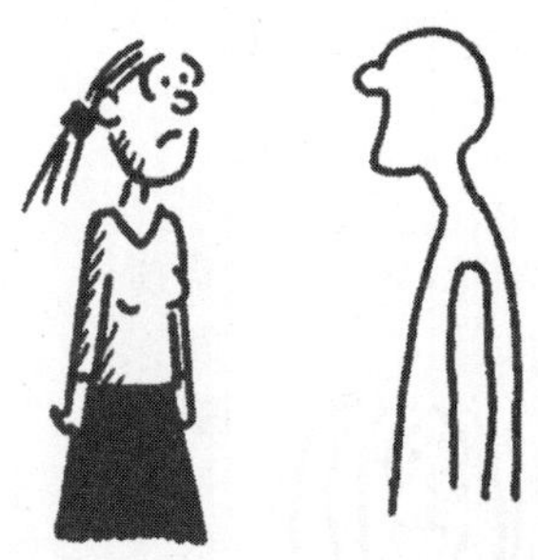

想象某个人从来没有失败过，没有经历过任何的伤害或拒绝，他们看起来可能就像这样。过去，如同所有的经验一样，可以依据你所选择的任何方式而呈现出来。

未来是无法预知的，你或许可以把它想象成是非常光明的，但谁知道呢？今天的失败可能只是为了排除障碍，以获取更大的成就！你怎么知道不是这样的呢？

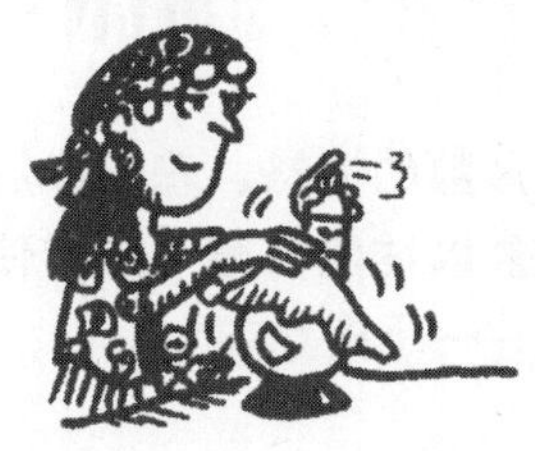

你选择如何去想象你的未来？你如何确定这就是你的真命天子或天女？这是你从未有过的、最棒的工作？

花点时间回到你的想象上。创造出一部有关你未来的电影，从此时此处向前迈进，根据你所想要的方式前进。看看你为自己的失败而悲伤，然后拂去身上所有的尘埃，环顾四周，你会看见一个全新的选择浮现出来。或许，最后的结果是，这样的转折与所有外在因素（配偶、工作等等）毫无关联。或许你只是发现了自己身上拥有非常重要的东西，你可以用它创造出一个更好的未来。诸如你的宽恕与怜悯……

活在当下，认真地想一想。

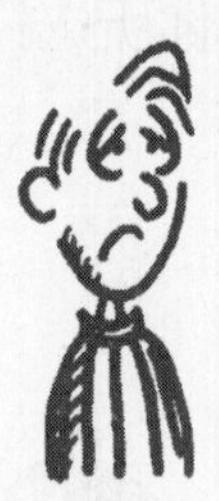

假使?
假使?
假使?

多数的愤怒、悲伤或后悔，只是在重复以往的伤害——即使它只不过发生在一小时之前!

多数的恐惧都来自对未来的臆测。嘿，它可能根本就不会发生!

然而，是谁把这些冲击最大化?

是你!

五、核战争理论

你的脑海里呈现出怎样的景象？死亡、破坏、完全的毁灭？正如我们所知道的，一切生命最终都会结束！很难想象还会有更糟的事情，对吧？但在大多数人的心里，某些时候，反而会把约会迟到等种种小事，搞得像天崩地裂的大事一样!

如果你的客人迟到了，如果晚餐烧焦了，如果你的车子坏了，即使有些糟糕的事情发生了，问问你自己这个老问题：

这是世界末日吗？

这是你选择如何去看待它的问题。如果你认定某事是个灾难，它带给你的感觉就是灾难。让我们以烧焦的晚餐为例。

你可以：

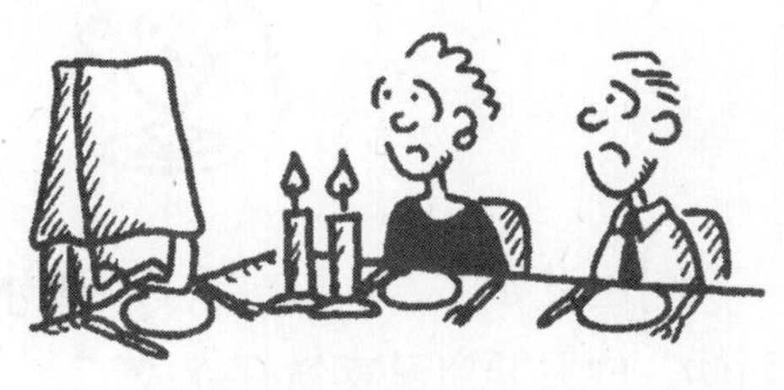

A.整个晚上都为此恼怒或觉得窘困，然后让每个人都觉得不舒服。

或是……

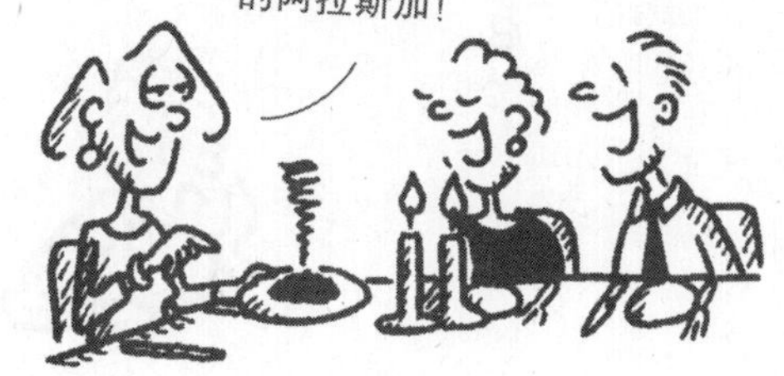

B.把它当个笑话，订个比萨，让每个人都因为你的幽默而感到轻松，享受这个夜晚。

问问你自己——什么是最重要的和真正重要的？是朋友的陪伴，或是法国蓝带学院的厨艺？就是这么简单。（即使是晚餐！）放轻松，它一点也没关系。

六、放下

巨大的压力，常是我们在面对结果或想法时，硬加给自己的。这就是“应该”这个词所造成的最大伤害。例如：

A.
现在我应该好多了！

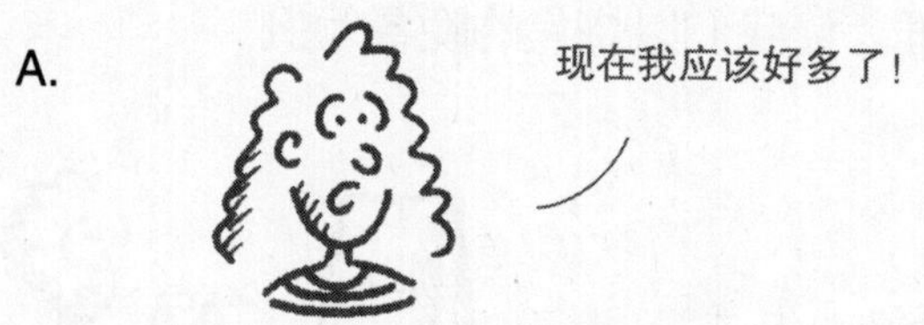

根据什么标准？如果你不是，那就不是！挽起你的衣袖，现在这个时候，你肯定还有很多事得做！

你还没如愿，所以或许你只要把焦点放在自己的感觉上，现在这个时候，你只要自己感觉好就成了。

B.
我应该早就找到真命天女了！

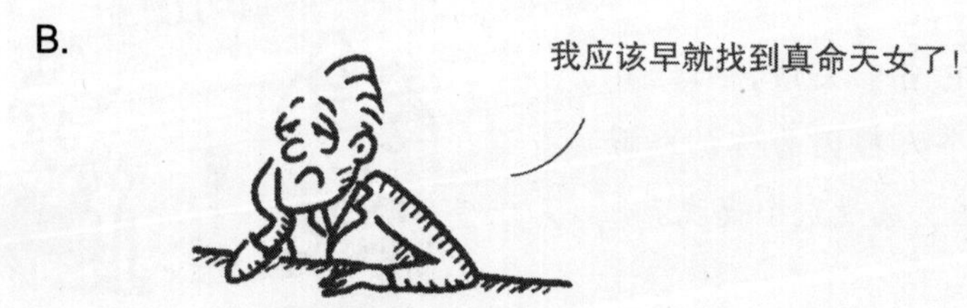

为什么？是你规定他应该这么做吗？他没做，就只是没做，并不表示他不想这么做。猜测只会让你越来越不安。放下它吧！

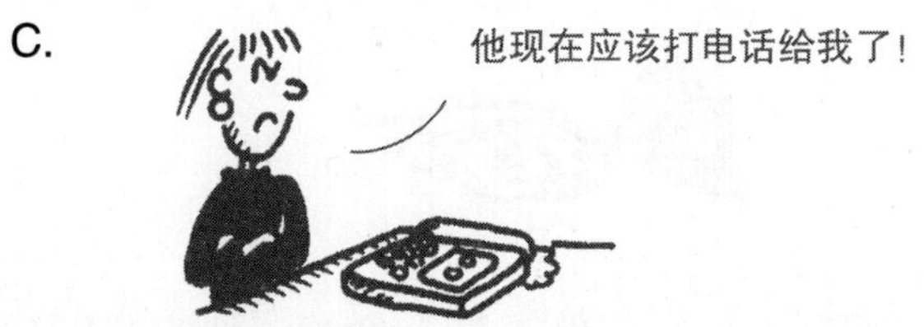

预期事情会朝着某个特定的方向发展，结果可能只会让自己失望，如果计划落空的话。 如果你的计划更有弹性，情况又会如何呢？如果你放下所有的期望，情况又会如何？

让我们换个新角度来看事情：

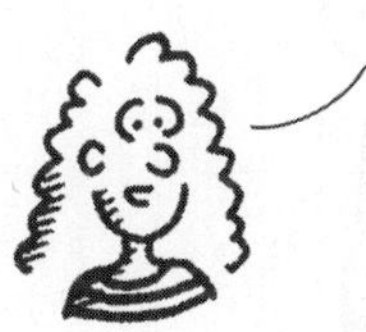

我猜这会花上很长的一段时间！拿所有时间去想这件事何时会停止，还不如顺其自然！

B.

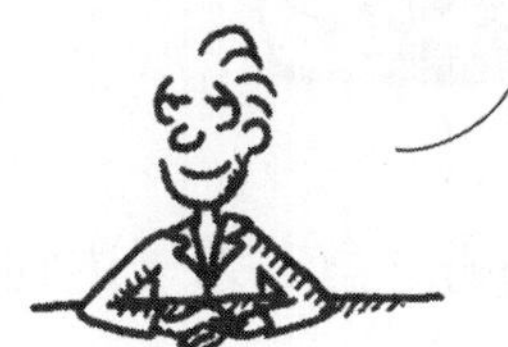

好吧，我可以预见自己的孤独寂寞，或者单身生活。这有很大的差别！

C.

我现在要出门，即使他打电话
来，也会有录音机帮我录音。
现在，我要找乐子去了！

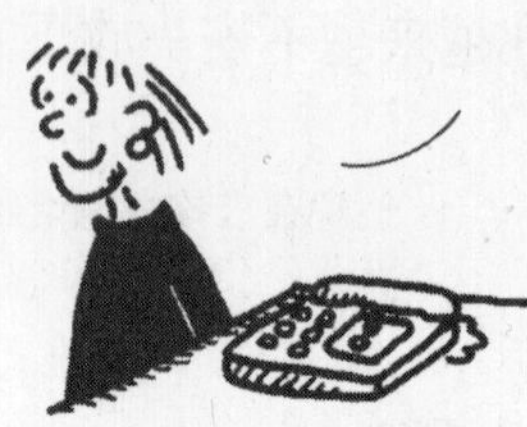

弹性一点！ 把压力从你与他人身上拿掉。让它去吧！你会拥有全新的、更美好的体验。

七、目光集中在奖赏上

我们大多数人都曾想过要完成某事，并且准备做出某些牺牲。

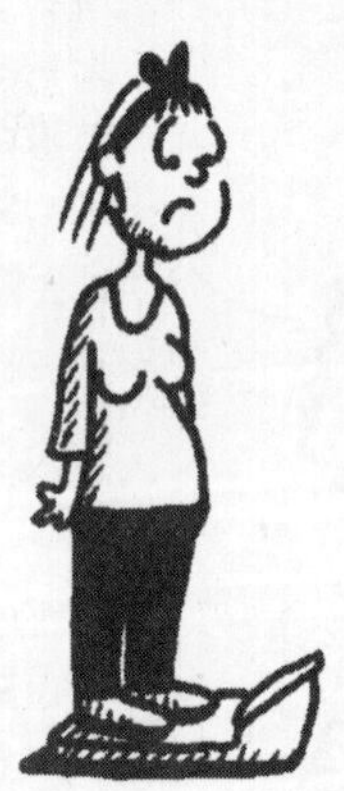

或许你想减肥，这是你的当务之急，为了达到这个目标，你准备放弃你最爱的食物。

换句话说，减肥成功所带来的奖赏，远远超过你目前的不愉快。如果你把康复当成目标，而且全心忍耐与协调，只为了达成这样的结果，那你现在面临的问题，将只是到达终点的手段或工具。佛家有言：如果只见光明处，黑暗自会远离。这表示你不一定非得对糟糕的事做些什么不可。如果你的全部精力，都放在让自己过得更好上，那么不好的情况就根本不会存在！另有一句谚语说：注意力之所在，即能量聚集所在。换句话说，你专心致志的事物，也是你全神贯注之处。

如果你只把注意力放在你的恐惧、痛苦或愤怒上，这是多么浪费精力的事！

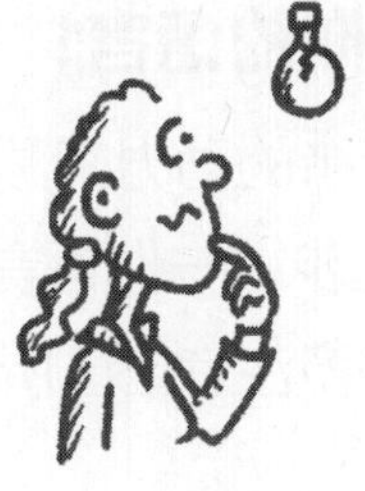

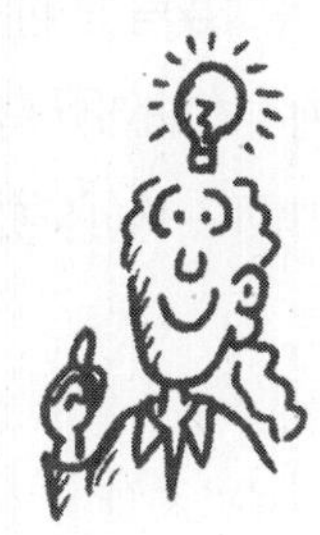

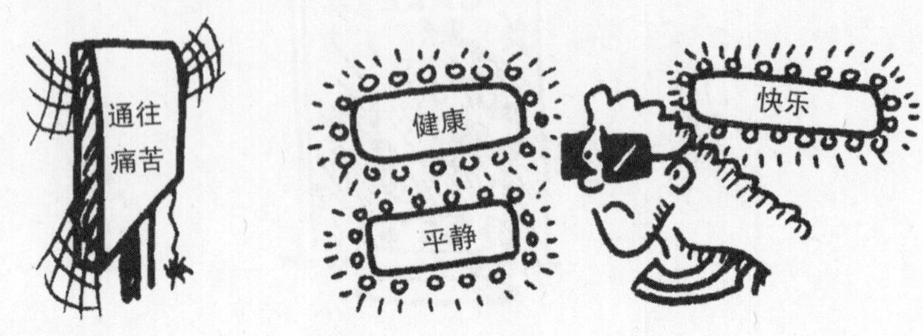

把你的注意力重新聚焦到自身的努力上，把所有能量全部投注其中，勇气就会随之而生，热忱就会随之而来，正确的协助也会出现，所需的知识也随之而生，因为你将会敞开心胸去接受这所有一切！这些事物早已准备好为你而存在，就如同痛苦与苦难的存在一样！以前你只是没有看见它们，因为恐惧遮蔽了你的视线！

伸出手来，拥抱它们！

八、注意你的语言！

语言是你情绪的动力来源，在《与恐慌跳支舞》一书中已有许多范例。你的所有进步，与你语言陈述的方式及其中的内容息息相关。无论如何，你必须多多注意自己所使用的语言。

看看这个字眼：力量

现在试试这个字眼：恐惧

最后，这个字眼：爱

这三个字眼都非常强烈，你注意到每个字眼会带给你什么样的感受了吗？当你读着它们时，是否激起了你部分的情绪？再读一遍，把焦点放在每个字眼对你情绪的影响上。

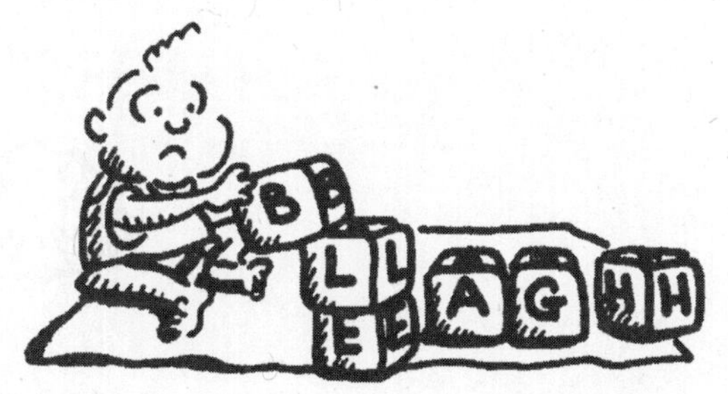

文字不仅仅是无害的玩具，我们的信念都建筑在它们之上，它们更是我们情绪的燃料与动力来源。

把自己融入你所想或所说的每件事物上，你可以把它变胖或变瘦，这完全看你用什么去喂养它！

所以，它可以是……

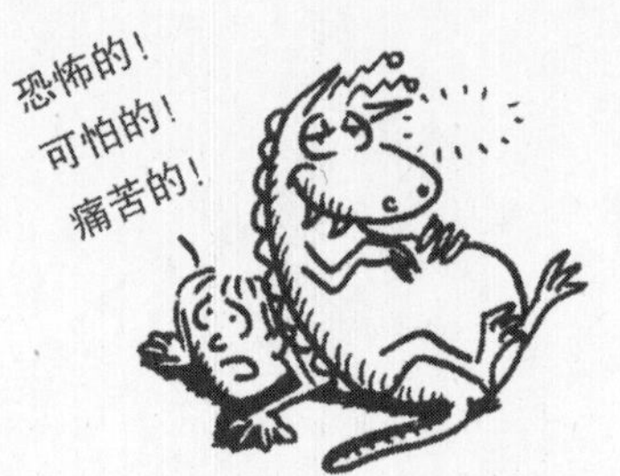

恐怖的！
可怕的！
痛苦的！

或

具有挑战性的！

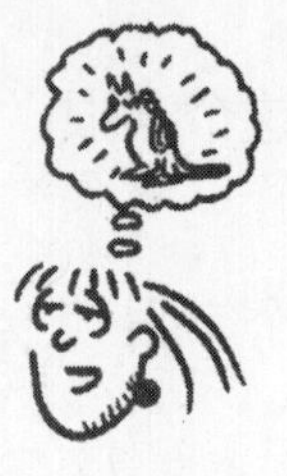

即使一开始你觉得有些难以置信，你也先做了再说。过一阵子，当你想到它时，你的脑袋将会收到信息，并且产生更加柔和的对应情绪。它也不是光听你对自己说了什么，它可以是你对其他人的批评，也可以是你的愤世嫉俗。它才不管！

开饭啦！
糟糕 应该
错误

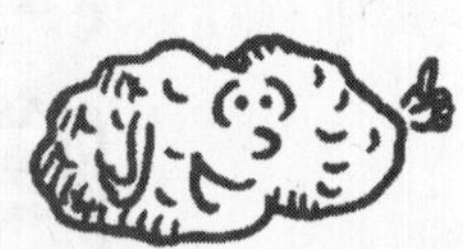

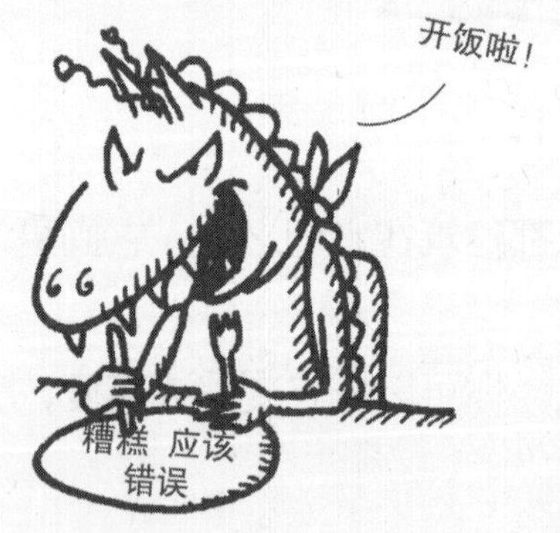

它所听到的都是负面信息，而且还把这些信息大口吞下。它会吃掉任何的旧垃圾——挖苦、讽刺、指责，甚至那些嘲笑他人的话。它大快朵颐——不论这是你喂给自己的垃圾，还是你丢给别人的垃圾！

九、承担责任

这是你的生活，这是你的现实，如果你不喜欢这个剧本里的桥段，那就改变它。

你要对自己的想法、感觉、行动和你的它负责。

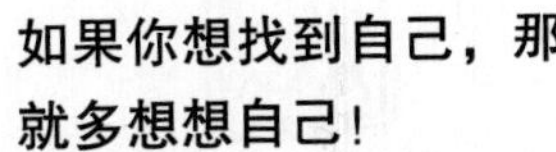

你现在就可以负起责任，在你选择如何看待自己以及你与它的生活时，就是负起责任的时候。

而且，当你为自己负起责任时，其他人也会为他们自己负起责任。所以，替其他任何人作决定，或是处理他们的问题，甚至去解救他们，那都不是你的角色或责任。我们当然要关心他人，但是，要协助他们用他们自己的方式去了解真实的自己，就像你正在做的一样。别再为他人而活，开始为自己而活。

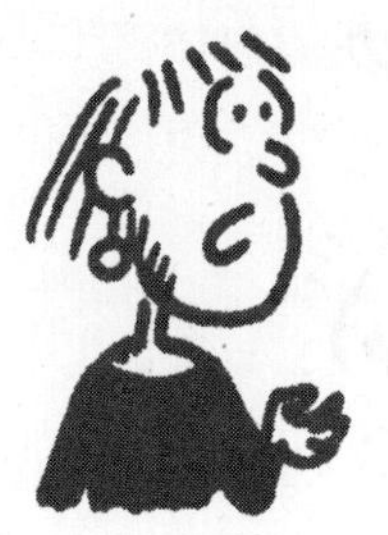

但恐惧总是不让我这么做，时间也不允许，况且他们需要我，我的钱也不够让我……

换个方式来看恐慌克星！

❶改编它的录音带

肯定自己，丰富想象，
把负面信息转化为正面积极的想法。

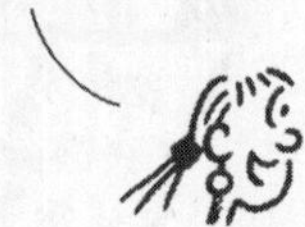

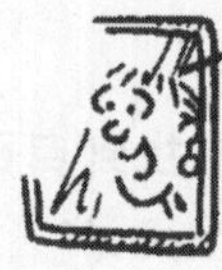

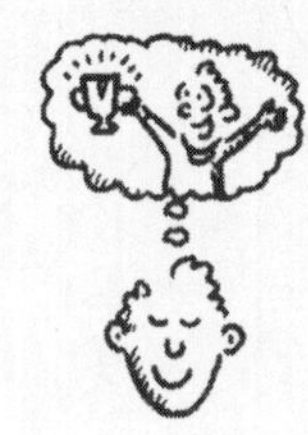

❷忧虑时刻

每天分配一个小时去担忧。其他时间严禁忧虑。

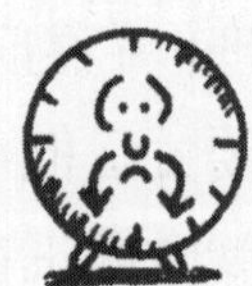

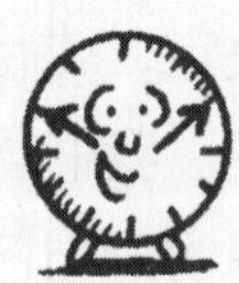

❸冥想

定期且持之以恒地冥想，放松、恢复生气与活力。

过去
未来

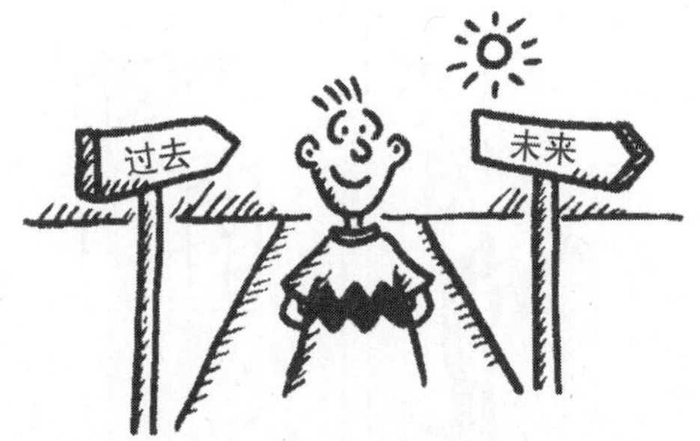

❹活在当下

坚定地活在当下，过去就让它过去，敞开心胸，迎接未来。

❺核战争理论

每天的废话冲击决裂
每天的废话刺激新开始

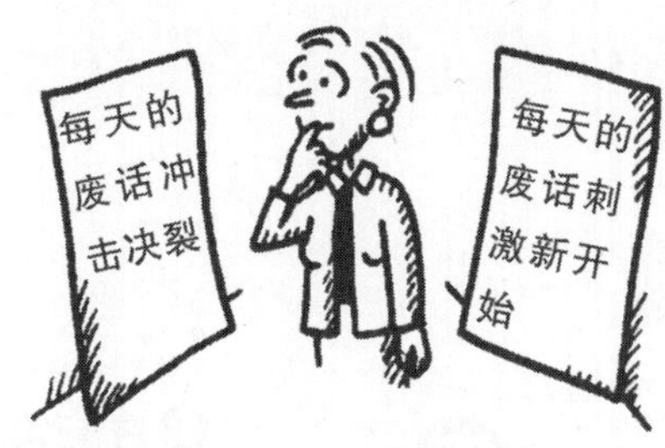

❻放下

预留弹性空间。如果你的期望愈少，如果你对改变保持开放的心态，你将会感觉好很多，而且其他人也会有相同的感受！

忧郁 生气
但是我想去动物园！

我们怎么能够忘记？

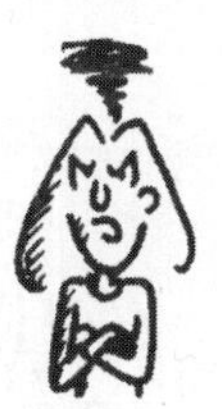

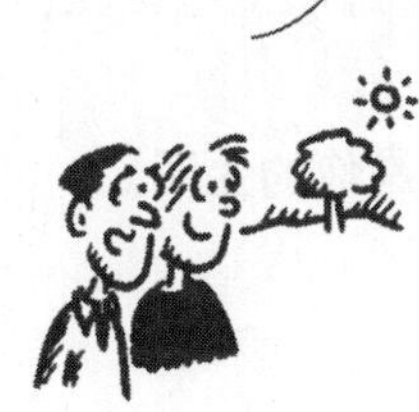

❼ 目光集中在奖赏上

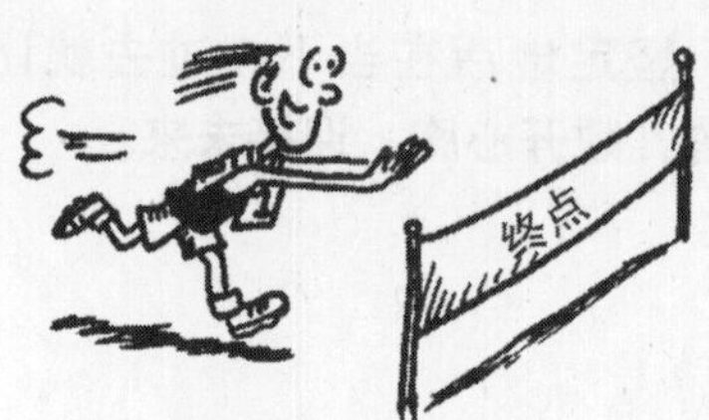

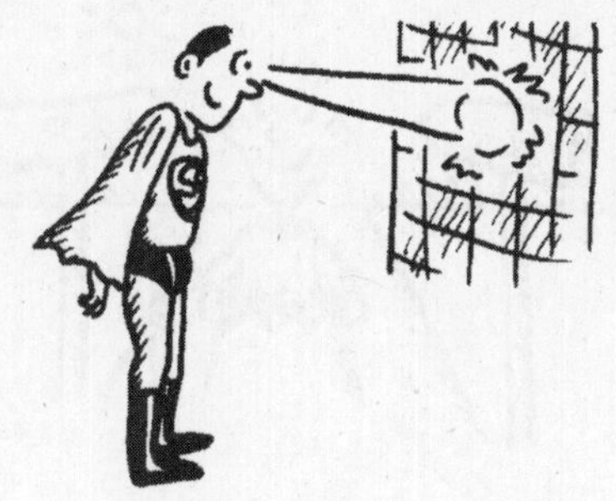

还有：注意力之所在，即能量聚集所在。

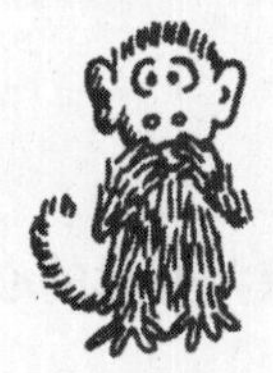

❽ 注意你的语言！

只选择那些支持你与其他人的字眼。

❾ 承担责任

这是你的生活。

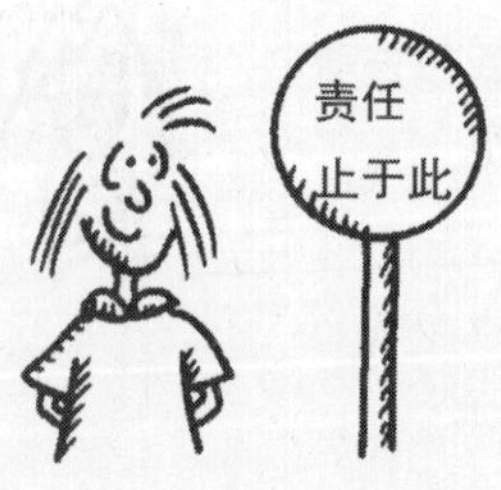

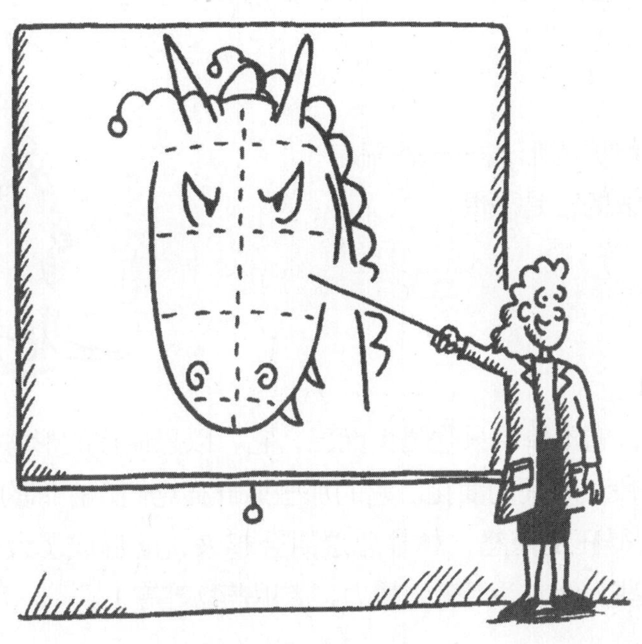

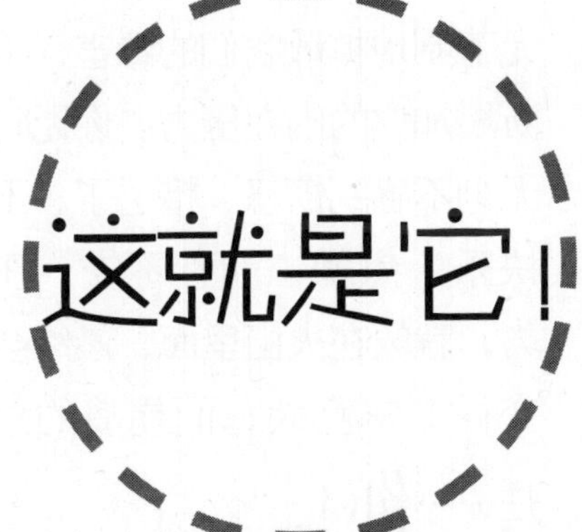
这就是它！

它是什么?

在《与恐慌跳支舞》一书中，我们看到它是被你自己的负面信念创造出来的。

在最终极的形式——恐慌症中，它代表的正是恐惧。

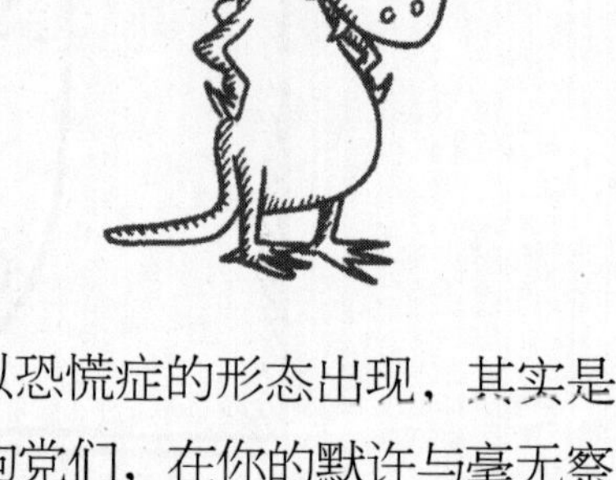

但是，它不单单只是恐惧而已，它，以恐慌症的形态出现，其实是经过了一段长时间的演化。它的那些狐群狗党们，在你的默许与毫无察觉中，变得狂乱暴怒，林林总总组合起来，就形成了大头目——焦虑（或对某些人而言为沮丧、暴力、滥用药物等等）。

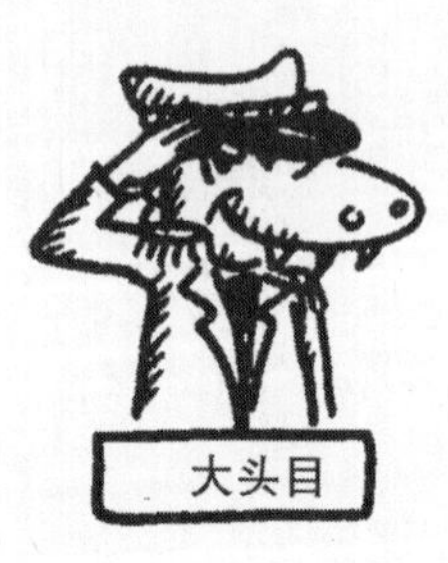

它的那些狐群狗党们，毫无节制地扩散它们的毒害，不断增加你的内在压力。你无时无刻不感到愤怒、糟透了、不快乐、焦躁，而且不安。压力，就像在火山里面，最终会变得非常巨大，而崩溃的总是……**你**！

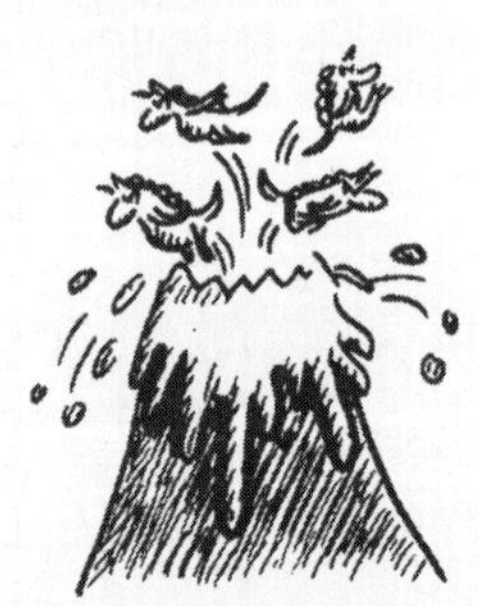

它究竟有哪些狐群狗党?
来看看它的系谱图。

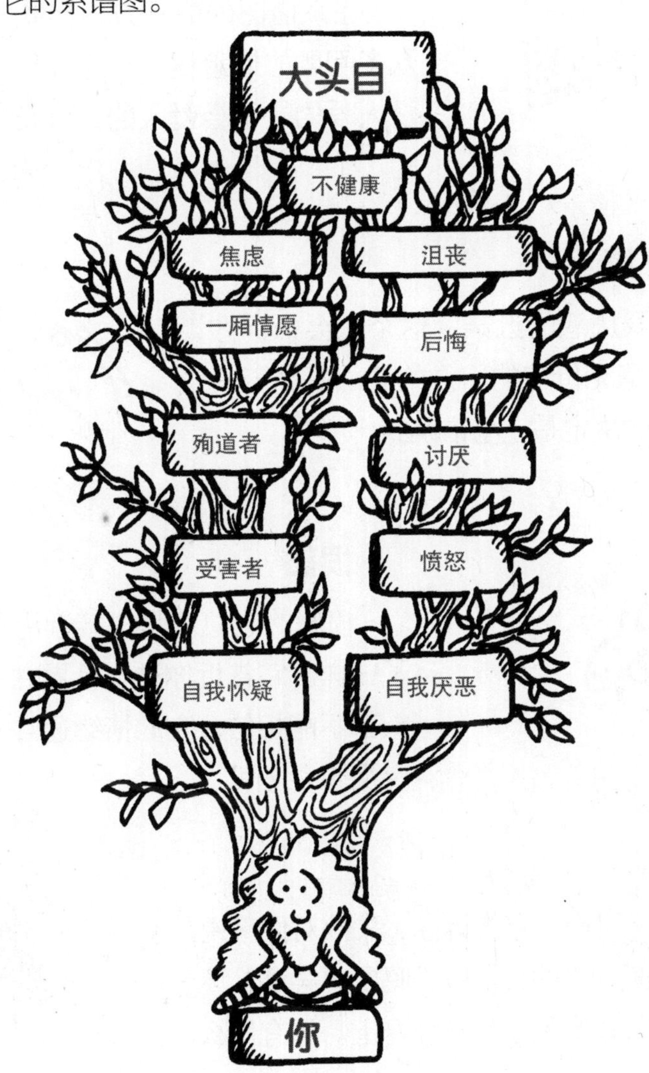

让我们见见它们吧!

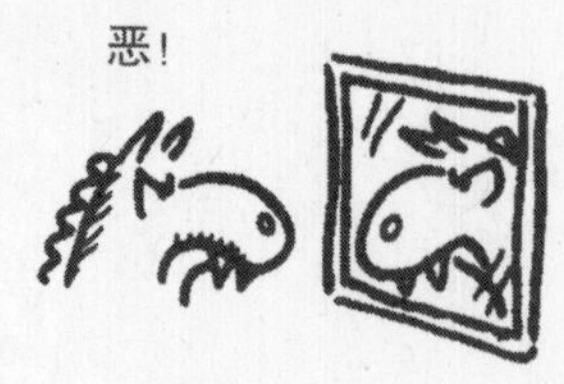

自我厌恶

在系谱图的最下方，自我厌恶是造成众多问题的罪魁祸首。它让你相信自己是没人爱的、不会爱人的，以及不值得被爱的。

自我怀疑

它是自我厌恶的近亲，这个它会告诉你，你的意见是毫无价值的，你的想法是毫无希望的，而且你的决定是完全错误的。

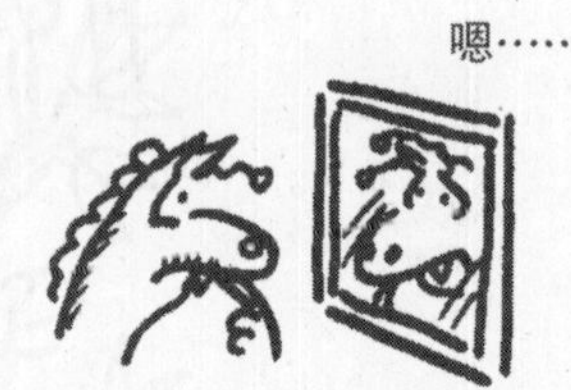

愤怒

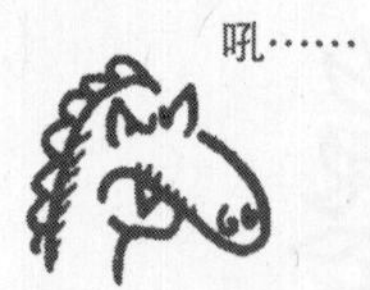

愤怒的它总像是快接近沸点、快爆炸了一样。它告诉你这个世界烂透了，这些人都不能相信，它的情绪通常介于性情乖戾及暴力之间。

受害者

它又老又可怜。它告诉你，失败对你来说是家常便饭，你是倒霉的，所以干吗要去尝试？坏事总会发生，而且多半是发生在你身上。那有什么用？这全都是命。

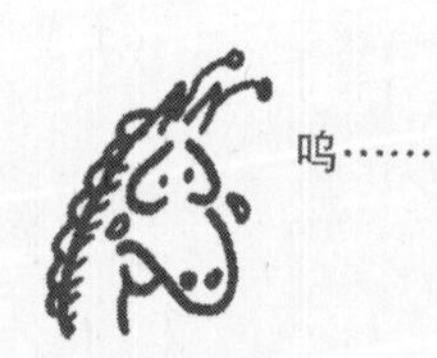

憎恨

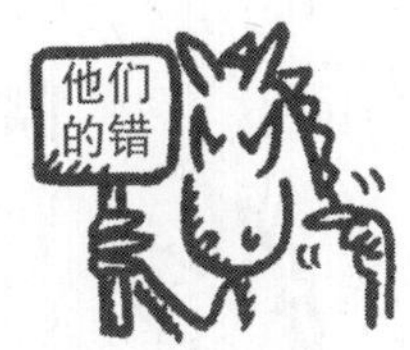

让我们见见憎恶的它，它是愤怒的接班人。它可能不会真实地表达出它对旧伤害的愤怒，但是这个它几近爆发边缘。它会一而再、再而三地提醒你那些发生在你身上的坏事。

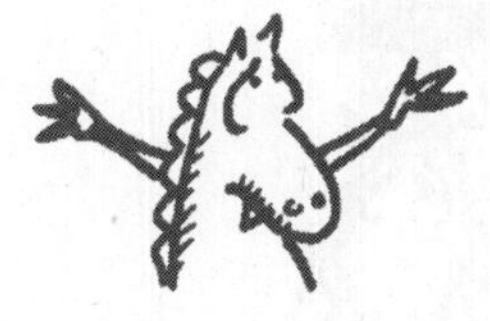

殉道者

殉道者的外表看起来非常值得尊重，它把其他人的需求都放在你的需求之前，它试图取悦所有人，除了你之外。它所告诉你的一切，无非就是：你不算在内。

后悔

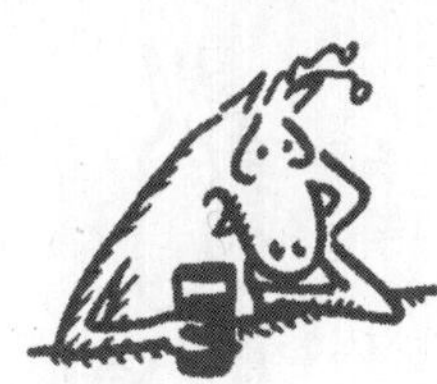

有时候，愤怒的伙伴——后悔，会花掉你所有的时间，去重新检视你的错误与失败。当它与愤怒一起发作时，它会把堆积如山的罪恶感倒在你身上，惹得愤怒的它勃然大怒。

一厢情愿

我希望……

它总是若有所思地看着你的生活，并且老是在“但愿……”。一厢情愿的它活在过去或未来，梦想着那些你应该或可能拥有的生活，但是那些你真正拥有的生活早已成为过去。天呀，你根本不够强大到解救自己！

忧郁

让我们来看看忧郁的它。它说：“重点是什么？生活是可怕的，为什么要继续？你永远也不会变得比较好，这就是生活。每件事都是黑色的。”

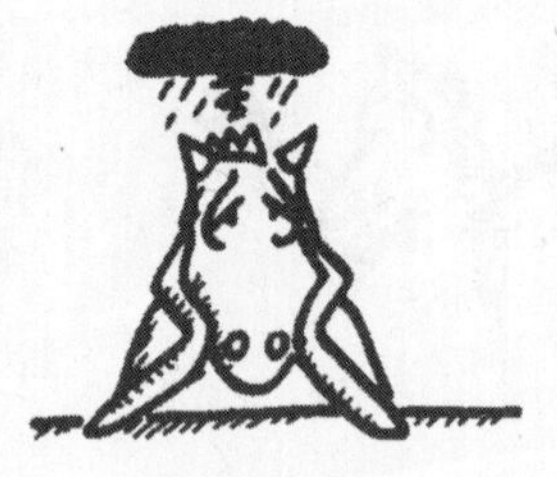

焦虑

焦虑的它跟沮丧的它说着同样的话，但是用不一样的语调。它说：“这太困难了！你做不到的！你不可能完成它，所以赶快撤退！那里实在太可怕了，快跑！别让自己误入险境！”

不健康

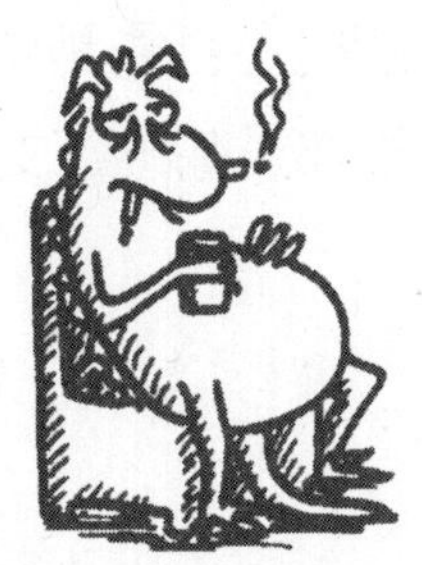

这里正是它的家族开始繁衍茁壮之处。不健康的它总是吃得太多，它叫你逃跑、躲藏、放弃。为什么还要照顾你自己呢？你根本不值得。

终于，我们遇到创造出所有它的老爹……

大头目！

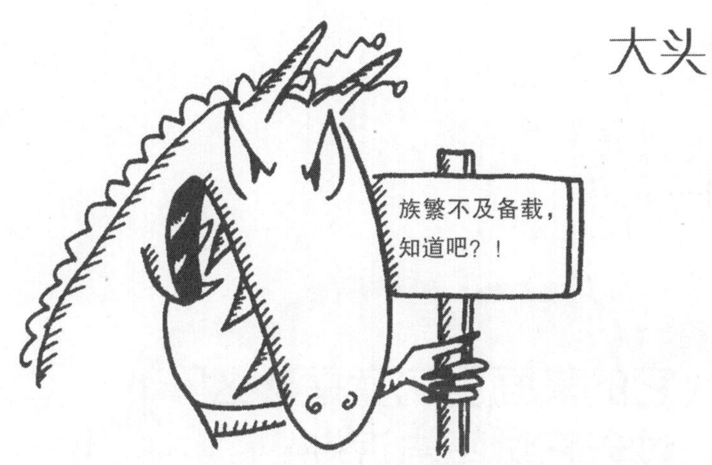

“大头目”是演化过程的终点，它告诉你——你现在毫无招架之力，你完全失控了，失去计划、乱了方寸。故事到此结束。

感觉上可能是这样，但是，让我们再次回头看看这棵家族树的底部、根部、基础、支撑。我们找到了谁?

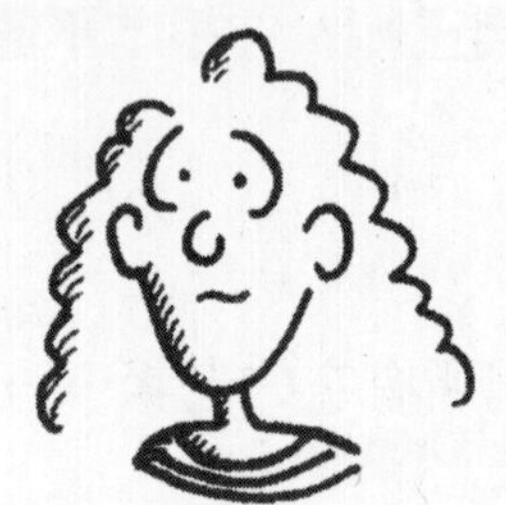

你

而你得问问……

它的真面目究竟是什么?
过去它试图告诉你，
对你最致命的一击是什么?

最后！ 终于搞清楚了……

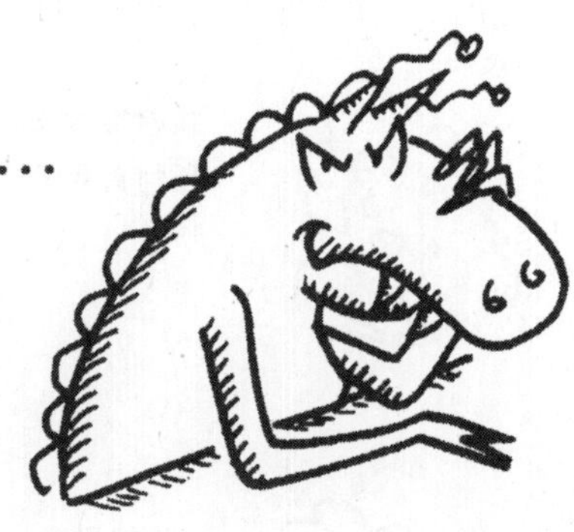

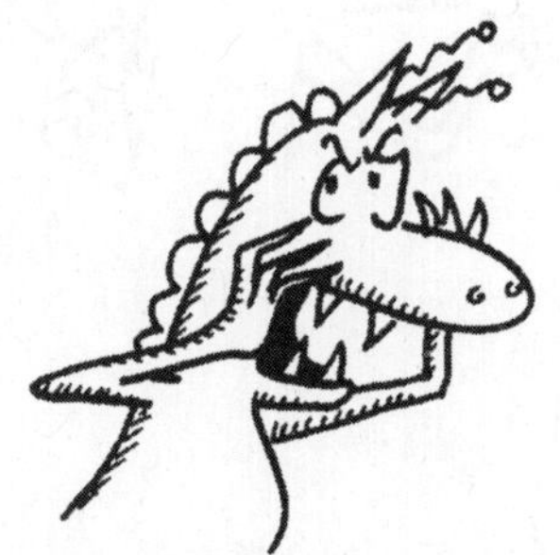

那就是……

你以前那些老套的办法一点用也没有！

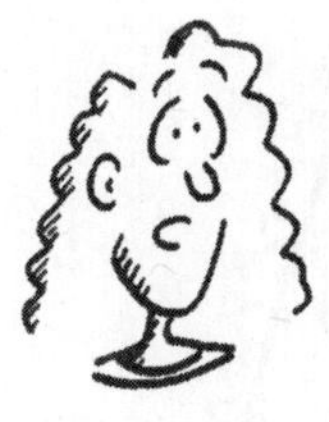

或者，对其他的它也没有！

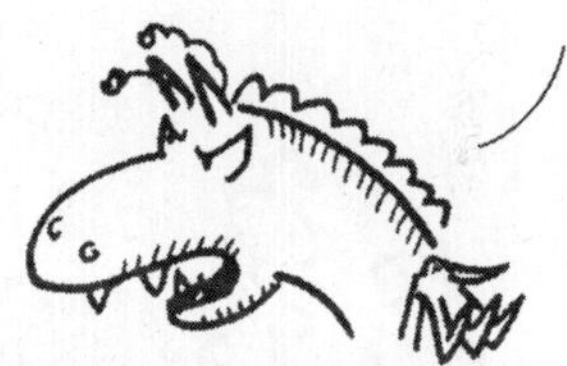

我还特
别努力
试了！

我们有试着告诉你！

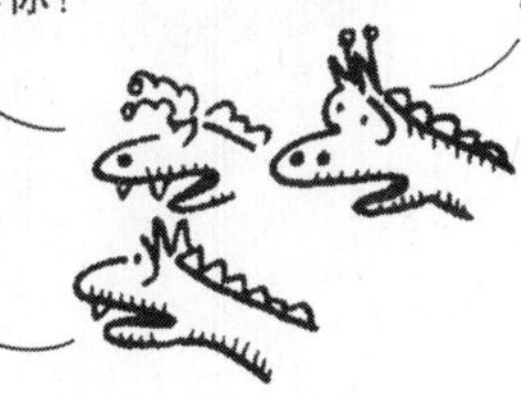

难道我们还不够让你难过，
所以你才不改变的吗？

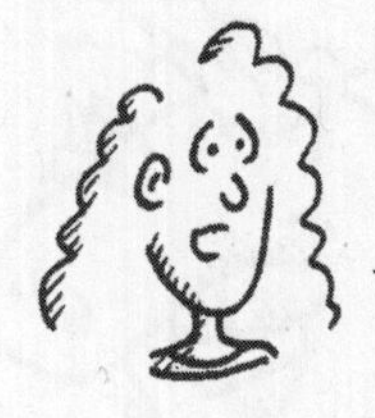
我想我根本没听进去
任何有用的东西！

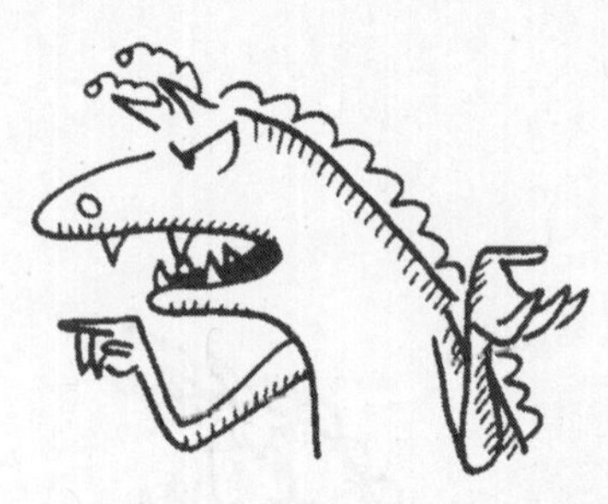
所以，才让我可
以轻易地进入你
的脑中！

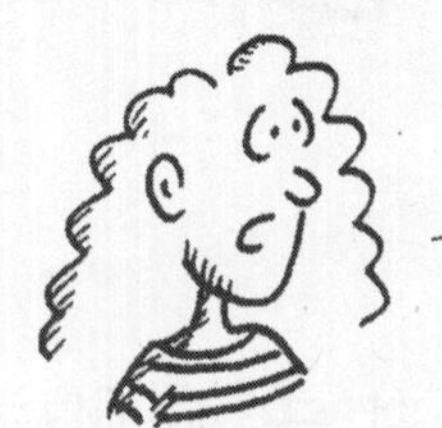
我想是吧！

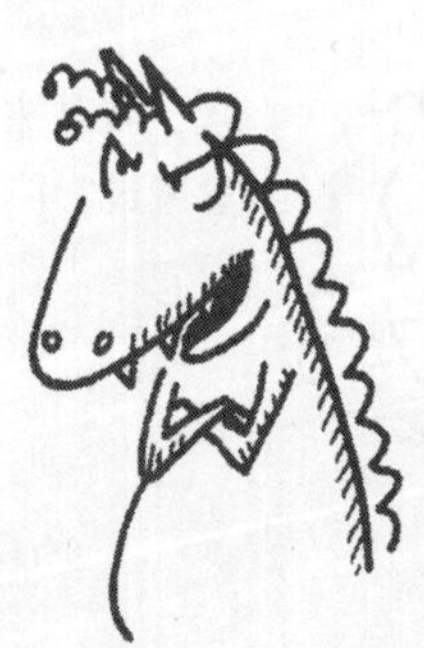
如果我不与你共度这段时间，你会改变
你的想法吗？

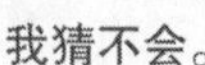
我猜不会。

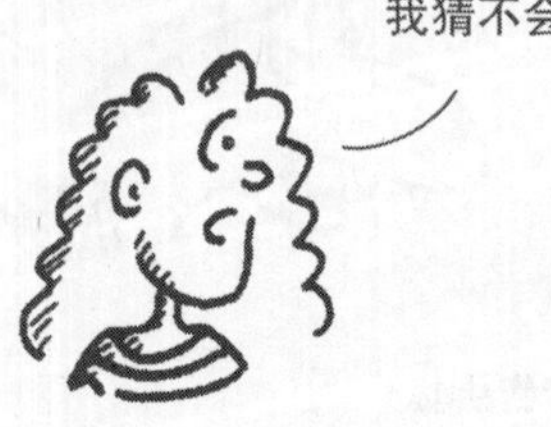

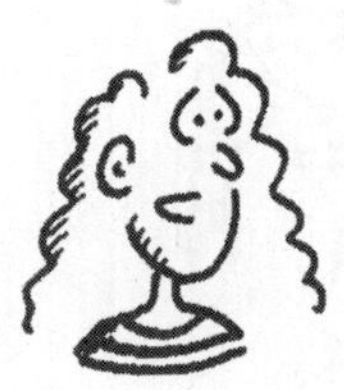
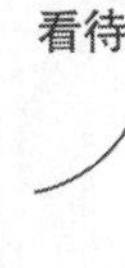
现在我用一种比
较不同的眼光来
看待你了。

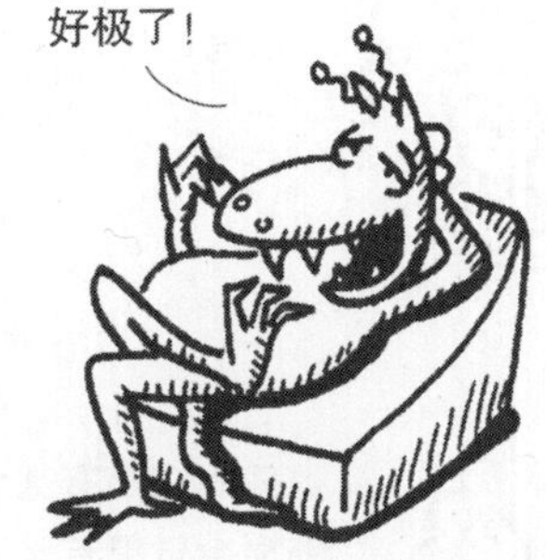
好极了！

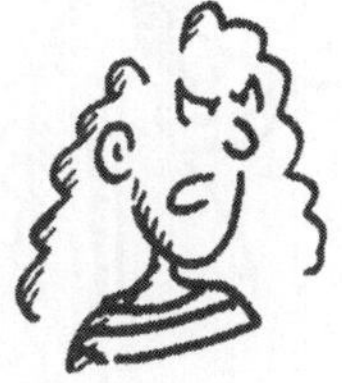
我还是不喜欢你……

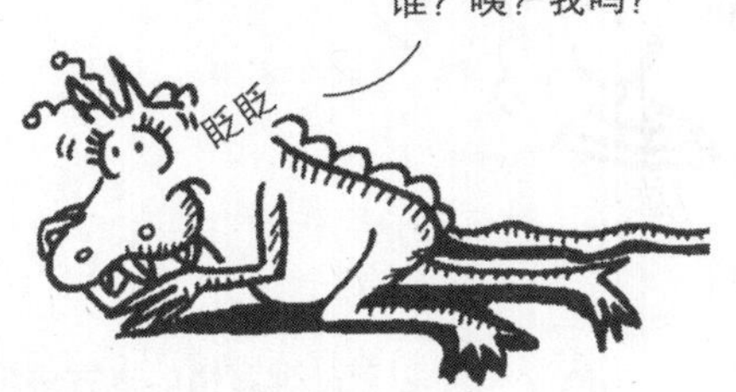
谁？咦？我吗？
眨眨

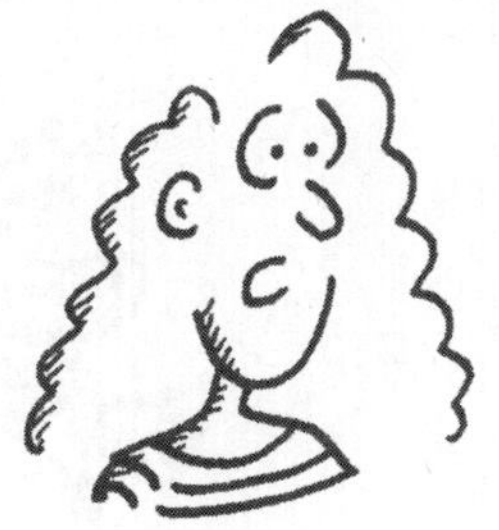
但是你教会我很多有关于我自
己的事，不论以前或现在，有
很多事是需要我去改变的，它
们让我停滞不前。

我以前总是爱发脾气！

来见识一下
我的表亲。

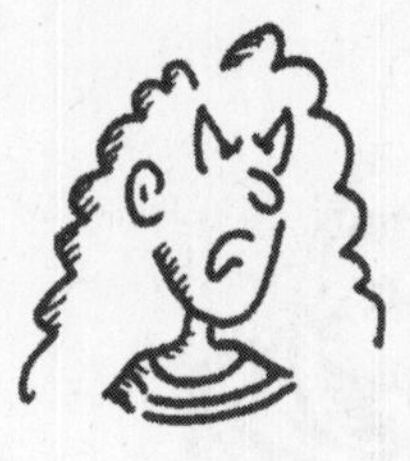

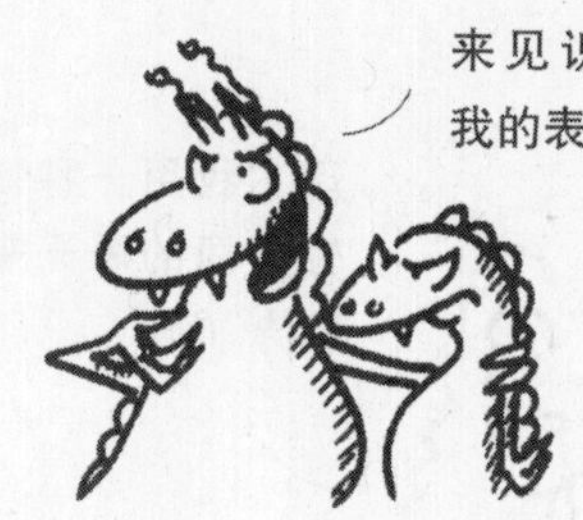

其实我还是有这个问题，而且有时会觉得有罪恶感与沮丧。

棒呆了！整个
我的家族！而
且，这不就是
我们正在告诉
你的吗？

以前处理事情的老方法根本没有用！我必须找出其他的方法！

嗯嗯

嘿，我觉得我找到了！我得跟你合作！

终于！

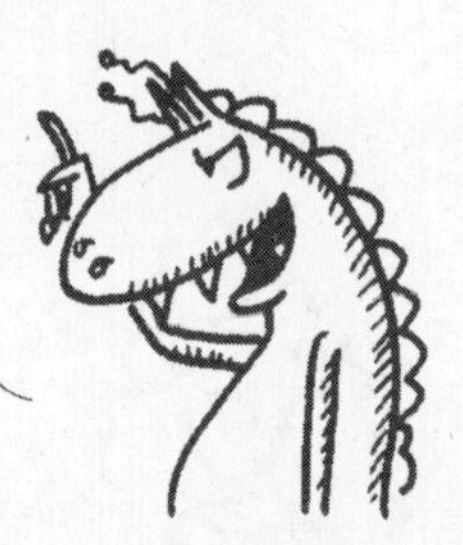

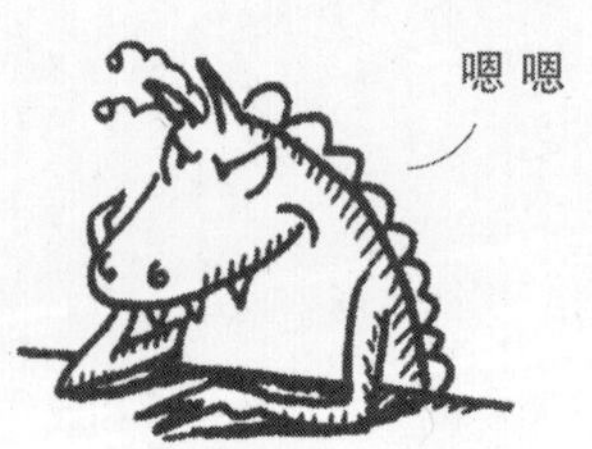

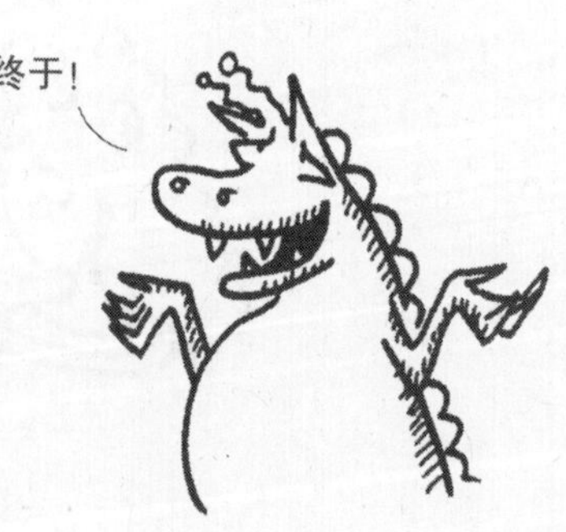

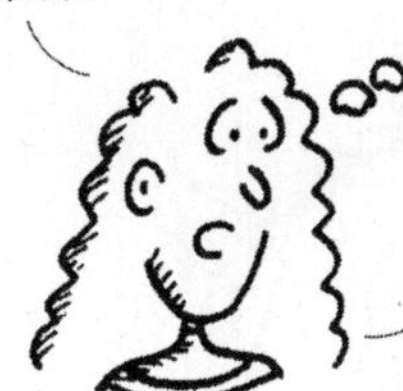

直到现在，我还是一直在对抗你，或者试图把你推开！

而且我根本无处可逃，因为你总是反推回来！

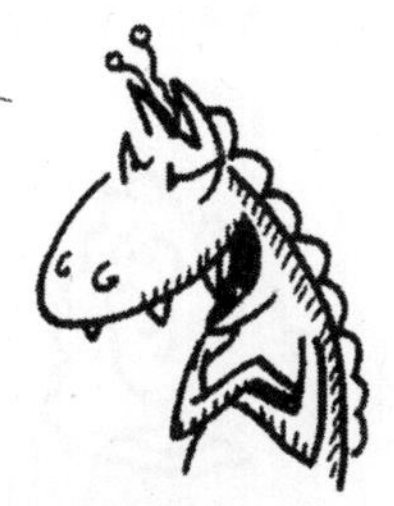

嘿——小子，我只是尽我的本分！

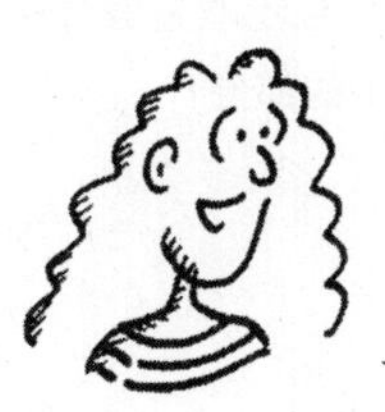

但是现在，我看到了你与其他的它是如何工作的！如果我觉得糟糕透了，这正是你对我表达意见的方式：“这根本没有用——找其他的方法。”

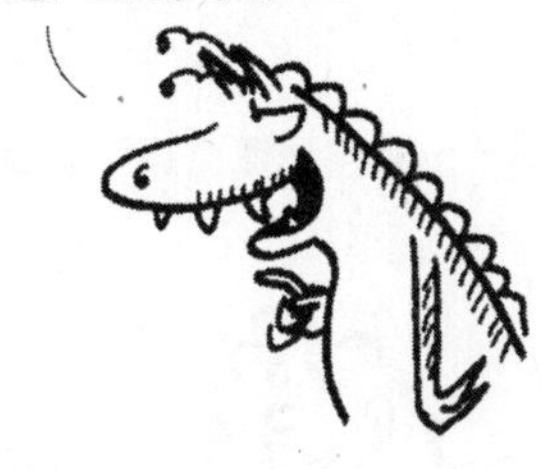

你已经进入最高等级了！

那些负面思想与自我质疑总是自我比较而且越来越吹毛求疵！难怪！

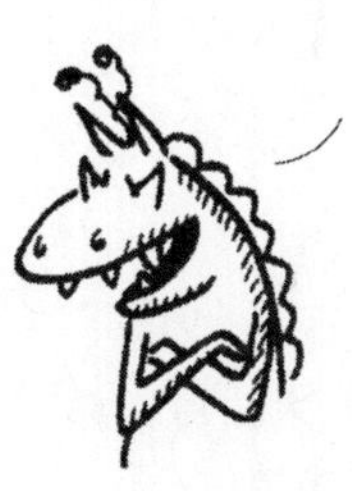

好啦……好啦……我已经受够这些老掉牙的懊悔了！

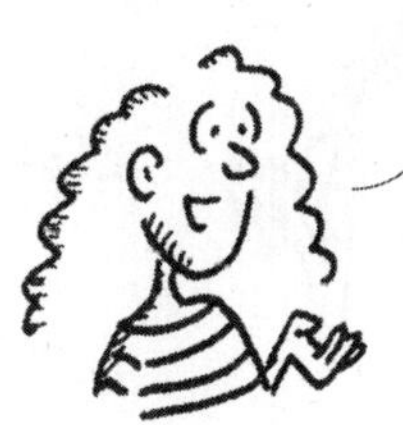

那就这样吧！如果我觉得很糟糕，就改变我的做法。但是，怎么做呢？我从没这么做过！

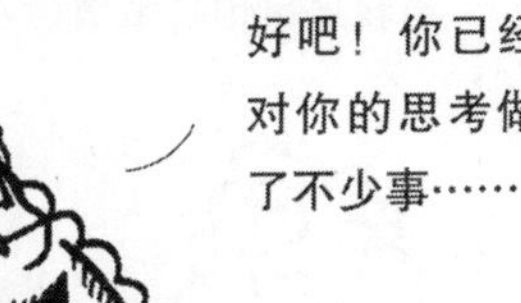

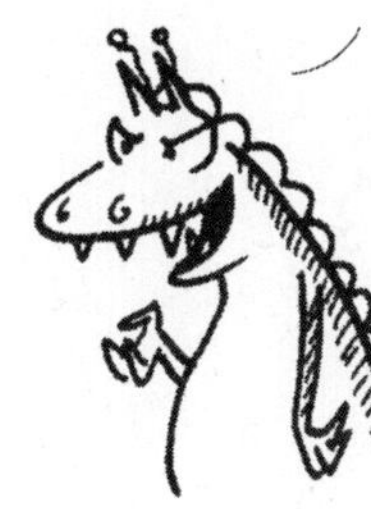

好吧！你已经对你的思考做了不少事……

到目前为止，我们已经检视过一大堆你能使用的工具。

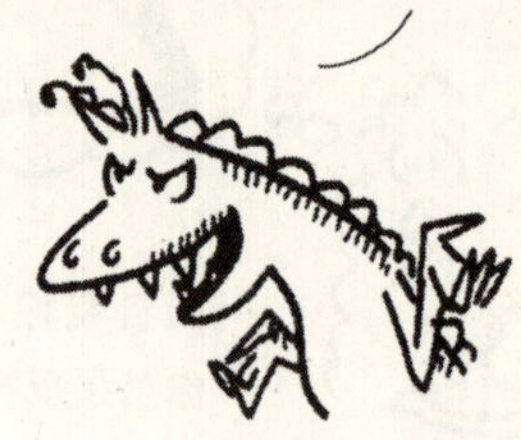

是啊！那真的有帮助。

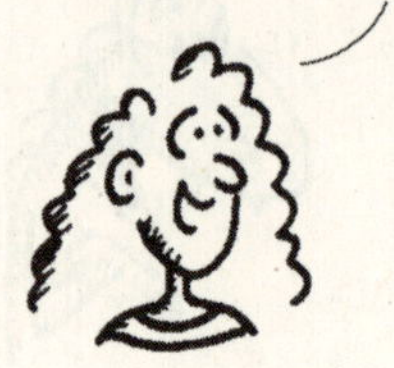

嗯……像“恐慌克星”这章等等。

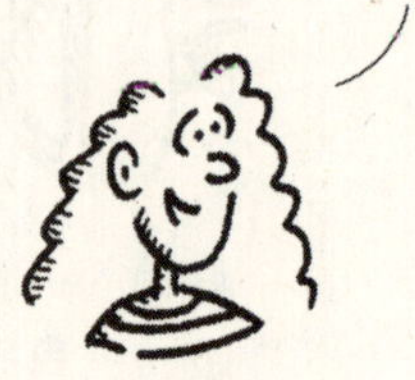

说对了！而且我准备跟你一起走完剩下的部分！

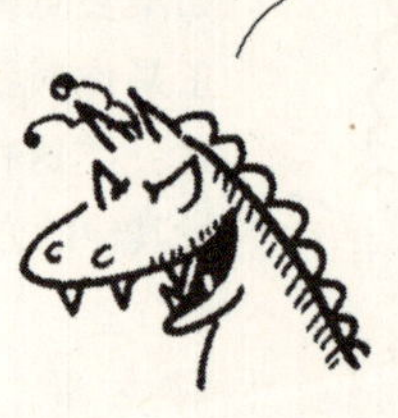

但是，你呢？大头目！你是我最可怕的噩梦！

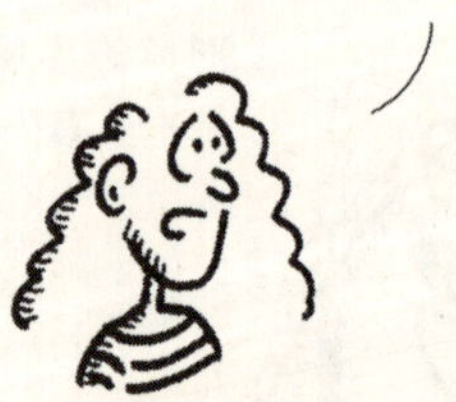

在我为你做了这么多事以后吗？

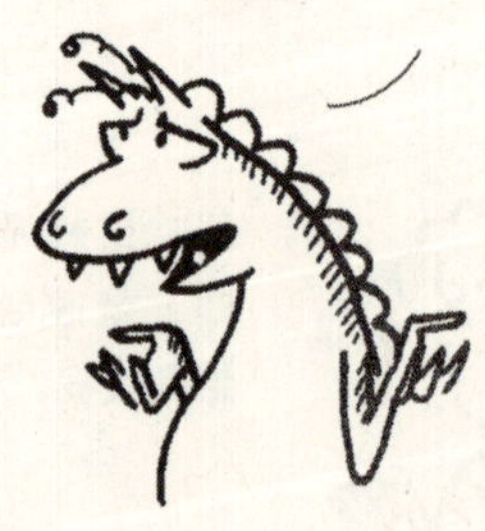

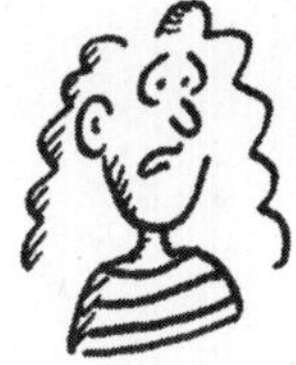
嗯……

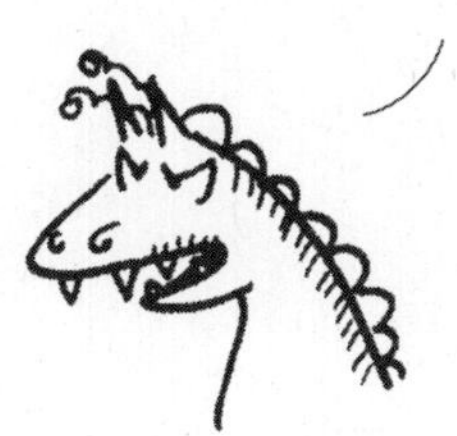
好吧！我们也会对此好好检视一番。幸好我有张厚脸皮！

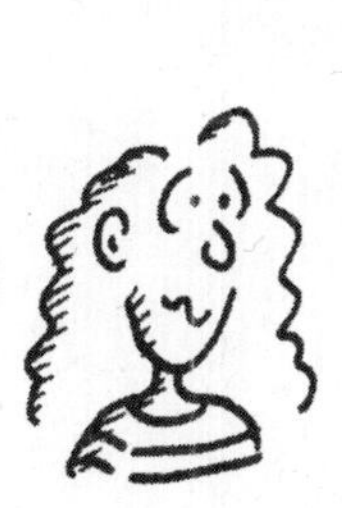

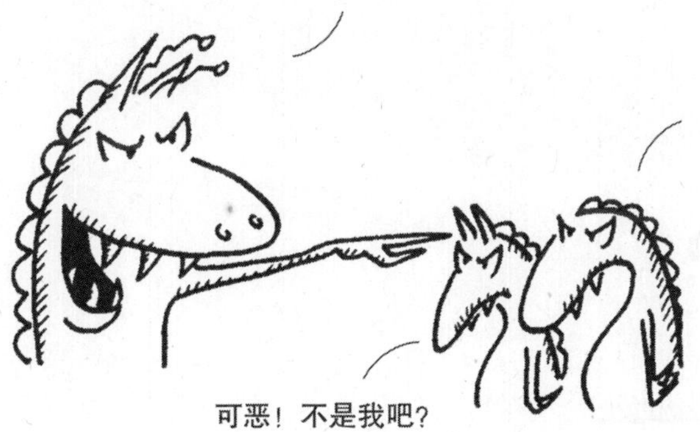
好！我们该干活儿了！自我厌恶的它、愤怒的它——所有人，开始工作吧！
为什么是我？讨厌！讨厌！
可恶！不是我吧？

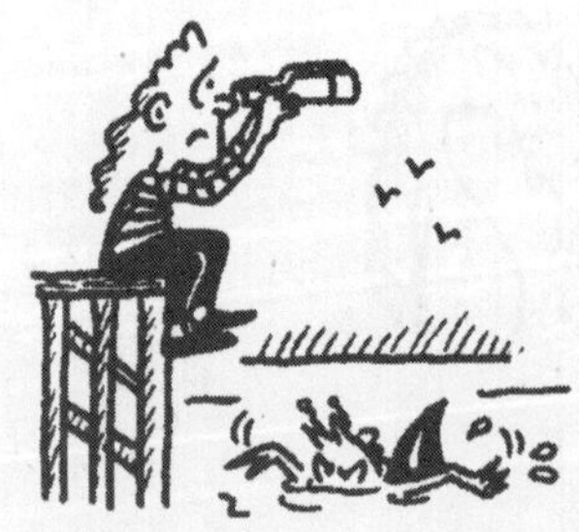

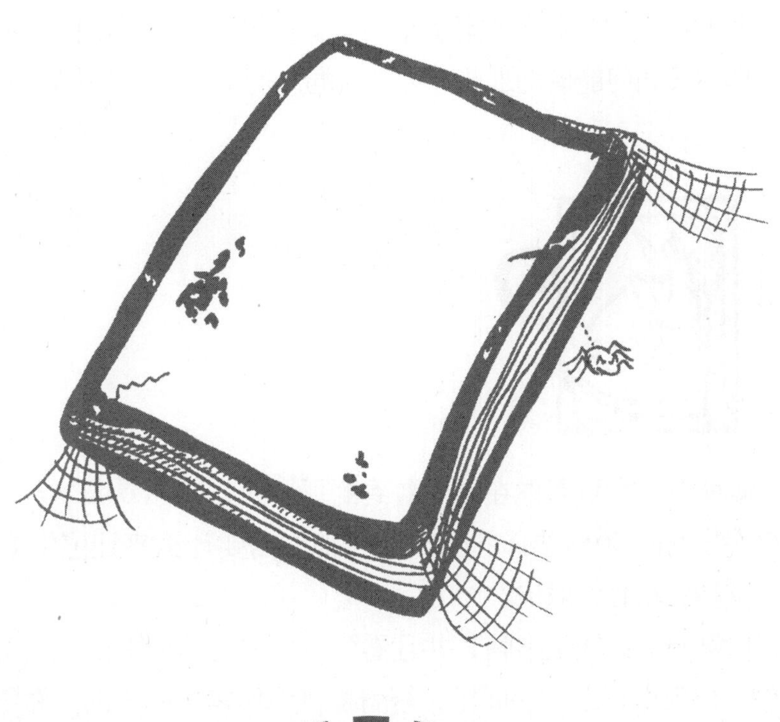

它的家族相簿

自我厌恶的它

除非它动，否则任何事都动不了。如果你依然觉得自己不配得到快乐，那你又如何能借助那些对你有益的一切事物来收获快乐呢?

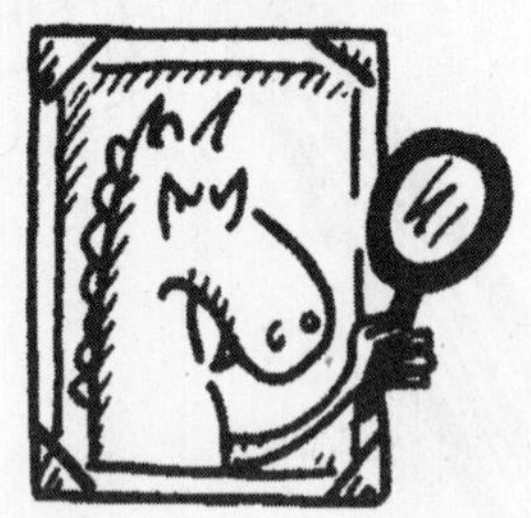

换种眼光去看看你在镜中看到的那个人，若你爱那个人，情况又会如何呢？你会为他选择些什么呢？他们需要什么来让感觉变好呢？爱情？支持？耐心？原谅?

想象一下：闭上眼睛，并且看到一个愿意为你提供一切支持与养分的你。想象他正站在房间里，等着提供你所需要的协助。你所要做的只是跨出一小段距离，朝他走去，你将会是受欢迎、觉得舒服与受到支持的。看着你自己走向另一个自我，而且拥抱他们。感受一下。

慢慢来，
让它成真。

（在历经这一切后，你可能会觉得焕然一新，做得好！）从现在起，只选择对你自己最好的，你值得。原谅自己，治疗受到伤害的自己，给自己所需要的爱与舒适。站在你自己那一边。

自我怀疑的它

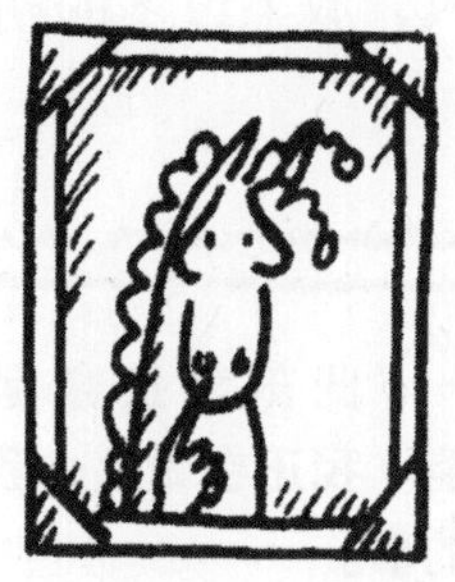

想想一个你认识的人，他是快乐的，他让人感到愉快，从外表就能让人感受到他的热情（如果你不认识这样的人，那就想象一个名人，或是你遇到过的人）。现在——他们是不是特别英俊、聪明或多金？

是什么让你感觉能够轻松自在地和他们在一起？是信任。他们相信自己是被爱的，他们相信自己是值得的，他们相信自己的判断，他们相信自己。

有意思的是，你发现你自己也信任他们，而且这种效应多少有些影响到你。它是有传染性的。为“自我怀疑”所苦的人，通常有自我信任的障碍。如果你不相信自己是可爱的，要被爱是很困难的；如果你不相信自己的价值，就很难觉得自己是值得的；如果你不相信自己的判断，你就很难做出决定。

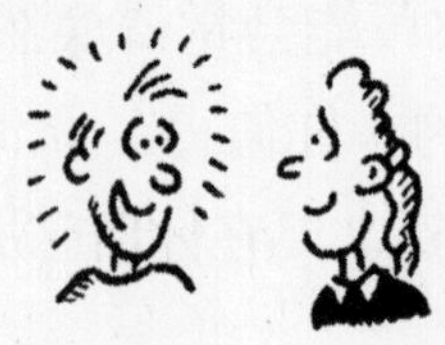

所以，要学习如何去相信你自己。只要简单地放下它，别再试图达到完美，别再试图取悦别人，放下过多的期待。敞开心胸，接受这个想法：

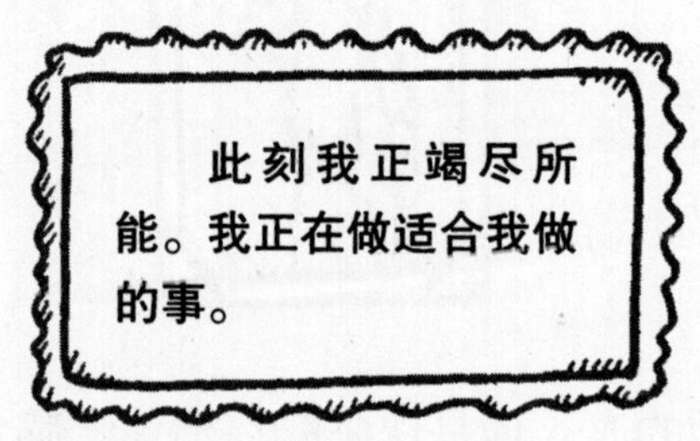

这样你就能够放松了！你不需要去证明任何事。找出此时此刻最有效的事，如果它没办法成功，它就是没办法。你正在学习！你正在做的决定，就是自我怀疑的它最难处理的情境。

试着问问你自己：

如果我不害怕去做这件事，我会怎么做？

以后我会如何回想这件事？

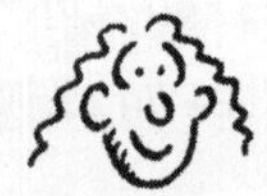

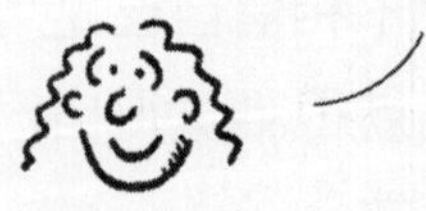

愤怒的它

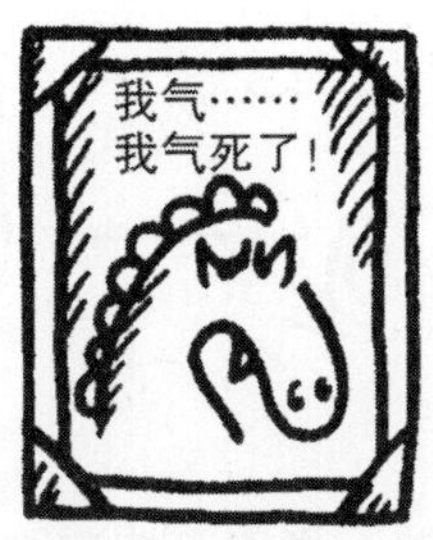

愤怒的它总是突然间就蹦出来。正当你事情进展顺利的时候，愤怒的它总能再一次把所有一切摧毁。

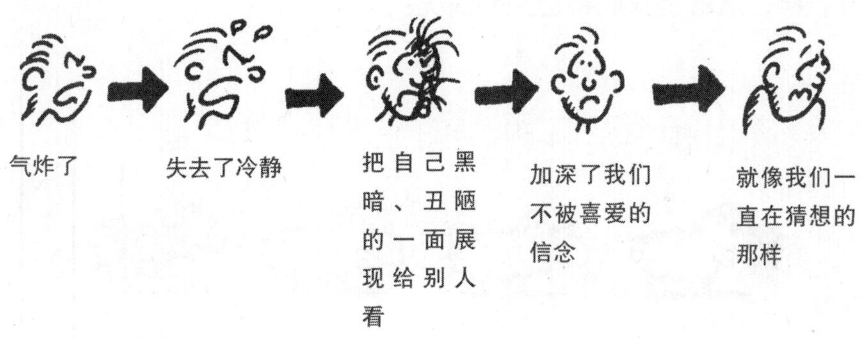

愤怒的它会在每个人身上突然出现（不只是你）。要不是它，我们不会有战争、暴力或犯罪，人们就不会对着别人大按汽车喇叭！为什么？

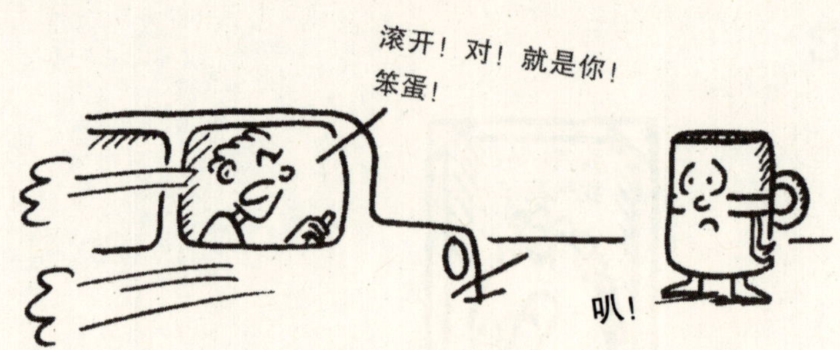

因为我们每个人都有自己的想法，觉得事情应该是这样的！

人们与事态会偏离你的标准轨道，不为什么，纯粹是因为每个人都有不同的行程表、信念、理想、哲学与策略。差异万岁！如果每个人想的都一样，这就是我们将看到的情况：

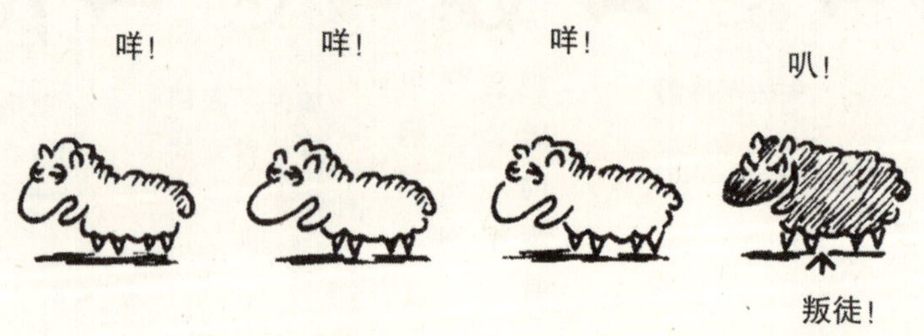

所以，愤怒的它将会再度出现。你处理它（或它）的方式不同，结果将会大相径庭。

在争论中，最大的问题在于双方都相信他们才是对的。很显然，你希望你这方的论点能够被听见，但另一个人也是这么想的。

你要怎么处理这件事?

想象争议是横在你们中间的一堵砖墙。

你可以利用你的愤怒试着撞出一条路。

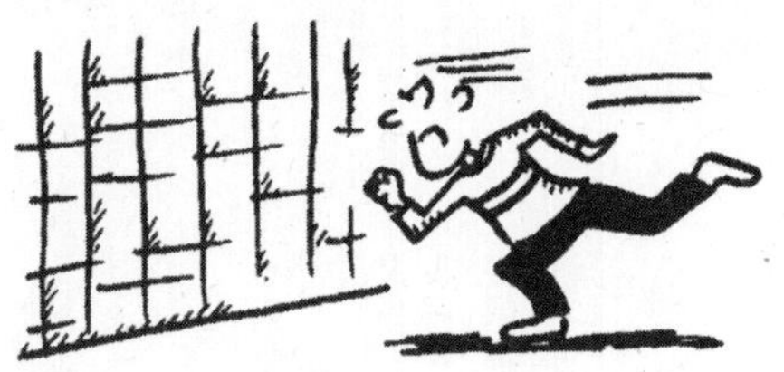

但是:

它根本没有用，而且……很痛 。

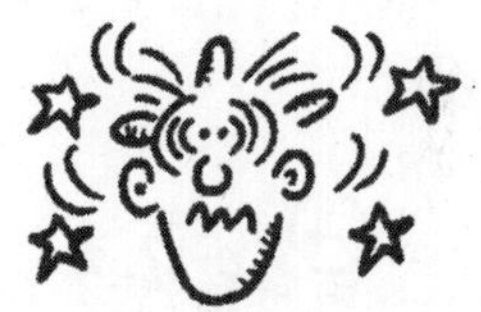

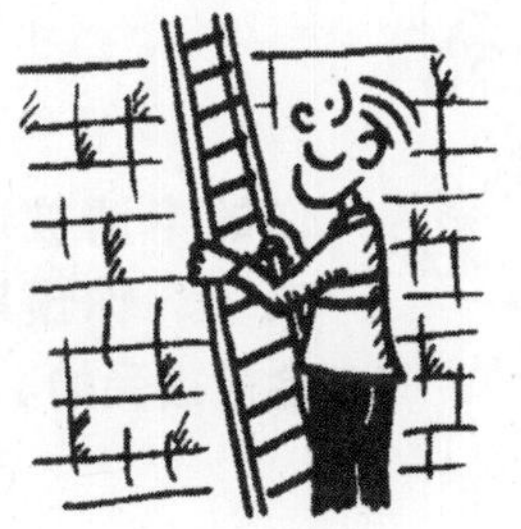

或者:

你可以找个完全不同的方法去处理这堵墙。

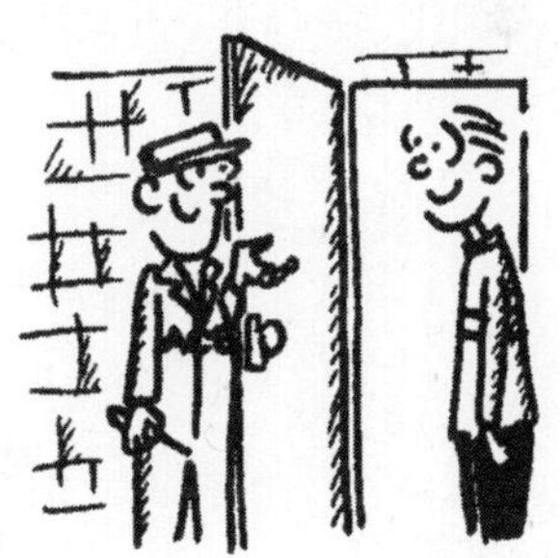

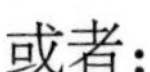

或者:

与对方合作，开一条穿墙而过的道路。

再说一次：

你可以继续重击这堵墙，最后，这堵墙终究会崩塌，但是，你也会挂掉！

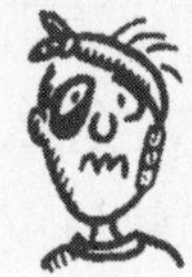

这堵墙是如何在那里的？当某人或某事无法达到我们的期望或标准时，这堵墙就会出现。

换句话说：

事情通常不会照你的意思而演变。

例如：

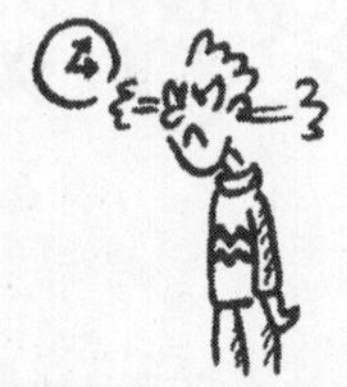

佛莱德迟到了，你预期他会准时到达的。

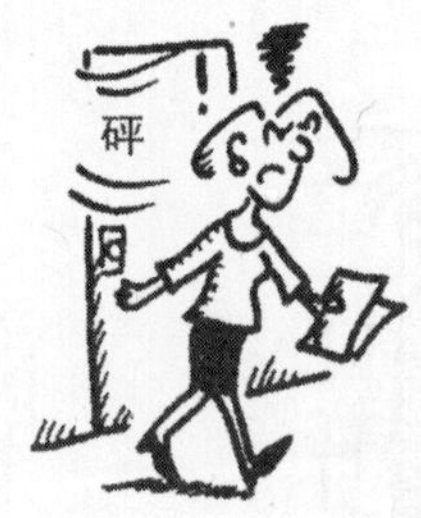

你的申请被退回来了，你预期它会被接受的。

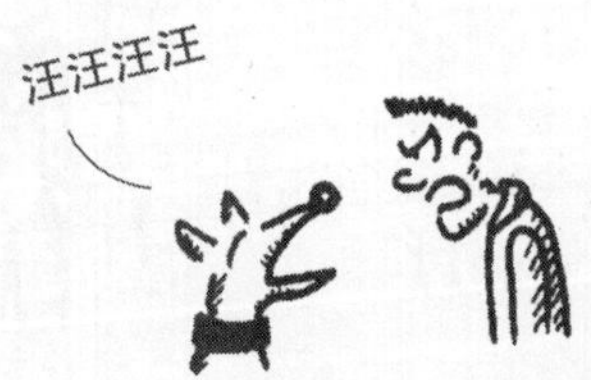

这只狗在狂吠，你认定它不应该是这样的。

当然，相同的情况也会发生在对方身上。

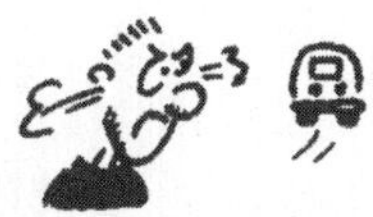

佛莱德错过了巴士，那让他很生气。当你再次对他迟到的事情碎碎念时，他却预期你不会这么做。

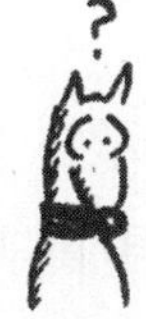

你的小狗只会变得非常迷惑。它只知道它是一只狗，汪汪叫是它的工作之一。但是你的狗会原谅你，狗狗都是这样的。

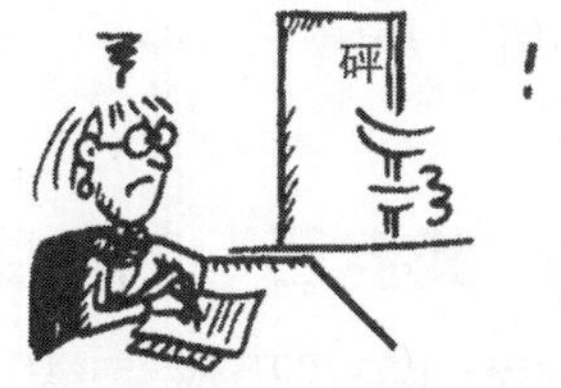

当你生气时，你的老板也会变得很火大。她期待你会控制你的情绪。

所以，该做些什么呢？你要如何应付愤怒的它呢？ 有哪些新方法可以用来处理冲突？

先来看看基本原则：

1.不准打断别人
2.不准骂人
3.真心希望找出解决方案

现在可以开始了……

1.从“我自己”的角度出发

如同我们在“恐慌克星”这一章看过的，你必须承认这是你的问题，而不是其他人的。没有什么比现在面临的冲突情境更真实的了。

我们经常指着别人说“这是你造成的”“这是他做的”“她是这么说的”等等。不论其他人做了什么，即使它会影响到你，那都不是你的问题！你对它的感觉如何才是重点。

只有在你的陈述中用“我”或“我感觉”，才是表达你对某种情况的感受与认知。

试着说：

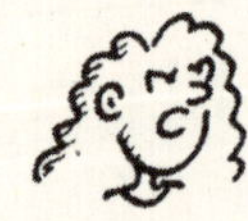

我觉得很生气，因为我希望你……

而不是：
你把我给惹毛了，
因为你让我失望！

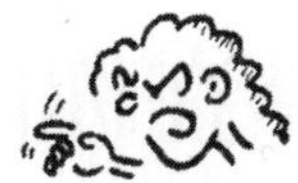

看出其中的差异了吗？第一句话就是从她的观点来陈述事件，“我希望你……”这句话说明她之所以生气，是因为事情的进行不如她所愿。换句话说，她的期望未能达到。

第二句话则是不负责任的。没有人能够把你惹毛，是你在控制自己的情绪；也没有人能够“让你失望”，你对他们的期望才是害你感觉失望的原因，如果他们没有达到你的期望的话。

指责的话语难以得到正面的回应，或他人的共鸣——你所得到的将只有反抗与防卫。所以，回应可能是：

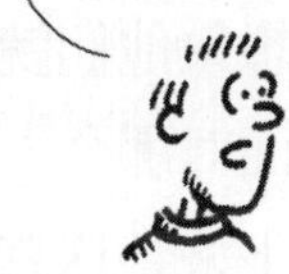

我很抱歉你感到生气，
我并不了解……

或

噢，是吗？好吧！你也把我惹毛了，当你……

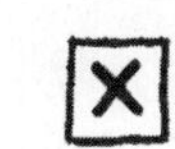

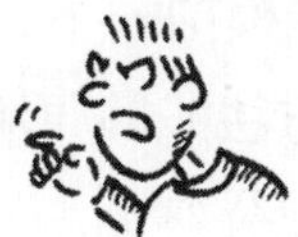

2.表达你自己

你在生气，把它表达出来！有些事情浮现在你脑海里，它需要被处理，那就如实地把它说出来。

但是：

不要越界，待在你自己那一边！

表达你的感觉、你的看法、你的伤害，以及你如何看待这个情况，但只能使用“我”这个字。

只要说明，不要指责！

你也可以事先模拟一下，对着那个人的照片说话，或想象他们就坐在你对面。这个方法能够厘清你的想法，同时让你在直接面对那个人之前，先宣泄掉一部分怒火。你也可以把想说的主要观点写下来，这有助于你找出有力的观点，清楚地表达出你的看法。

然后，放下它！在表达你的立场时，重要的是发表，而非一再老调重弹。坚定地陈述你的立场，但不要执著在同一议题上。然后，仔细听听对方怎么说。

如果某人在生你的气：

鼓励他们说出自己的感受；告诉他们你正在听，这对你们双方都有帮助。为什么？

因为不会有对抗，愤怒很快就会消失。

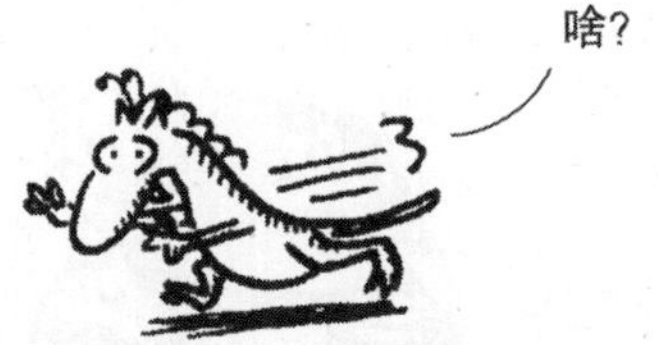

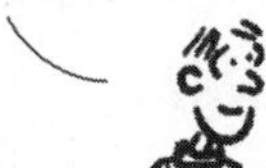
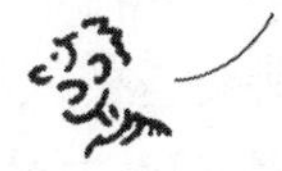

其他人会感觉他们的声音有被听见，因此能够坦诚地表达他们的感受。

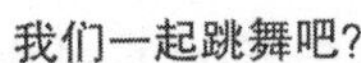

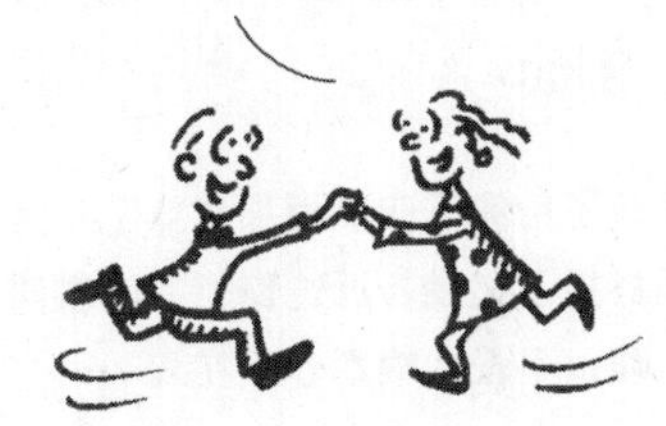

你是在支持他们，并且与他们合作找出解决方案。

如此一来，你们双方都会觉得好多了！你们有某些事情得共同处理；你得到需要的信息，而且没有把事情搞到非大吵一架不可的地步。现在，换你说了。

3.从另一个角度看事情

海伦，是否有事情正在
困扰你呢？

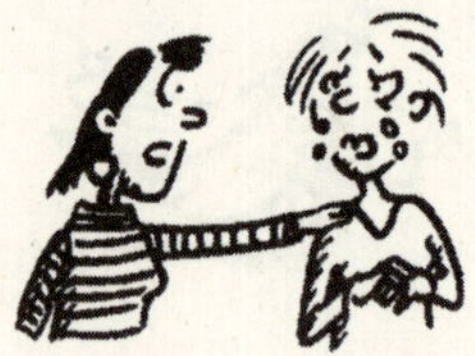

抱歉，我大吼大叫的！
我刚刚与我男朋友分
手，我觉得糟透了。

往后退一步，倾听对方的问题究竟是什么？这些问题真的跟你有关吗？或者这些问题来自恐惧、以往的苦痛，或某些私人的问题？

你可以试着去厘清它们。如果某些人有他们自己的问题，你可以决定是否要随他们起舞或置之不理。但是有时候，这些问题会给你带来严重的（而且是负面的）影响。

例如：

你没救了！你不应该再那样穿了！我告诉过你多少
次该打扫了？我告诉过你，我的咖啡要浓一点，但
是，噢，不，你根本心不在焉……

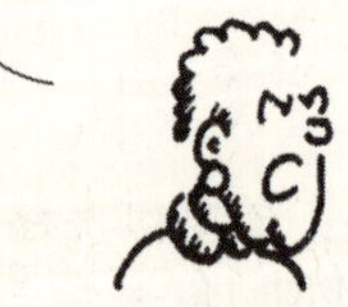

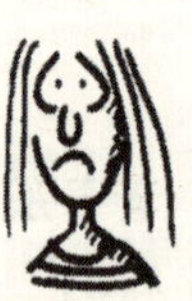

还有另一件事……哈啰？
哈啰？哈啰？

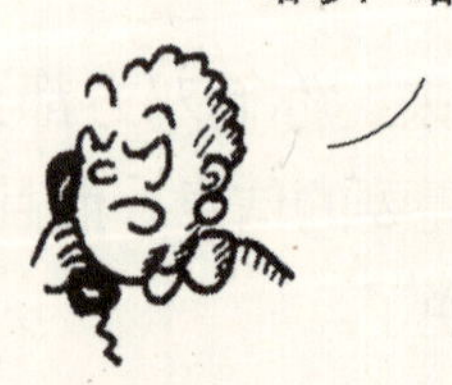

有些人是如此深陷于他们自己的毒害中，这些毒害还会随着他们所做的每件事与所说的每句话向外扩散。这些都是他们的问题，你可以选择不要加入这个游戏。你可以改变你所扮演的角色，坚定地拒绝去听这些批评，你可以拒绝接受。

愤怒克星：

让我们再看一次刚才那三个情境，试着应用恐慌克星：

放下

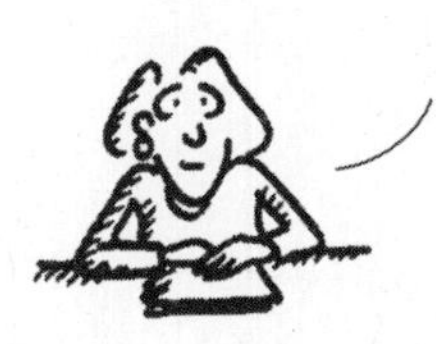

好吧，我对这次的申请案感到失望，但我不会被这件事击倒，我有了另一个想法……

核战争理论

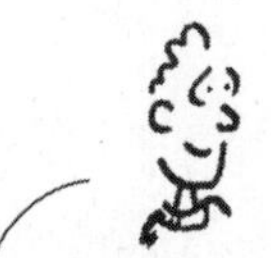

好吧，佛莱德总是会迟到，我不会让这件事毁了我的日子。我会留张字条给他，他可以到那里和我碰面。有这么严重吗？

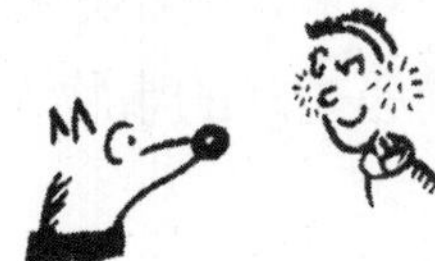

至于那只狗，你可以选择要不要被它影响，你可以不理它。

当你为某些事情而气恼时，好笑的是，那只会让你更加心烦意乱！

为什么？因为你所有的注意力都集中在那件令人烦心的事情上，导致最后你的所见所闻都是它！

所以，看来它似乎变多了！

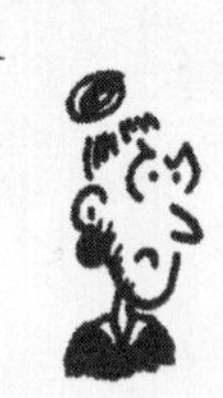

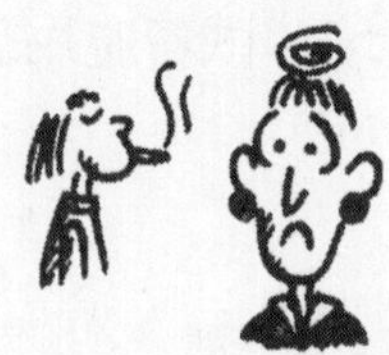

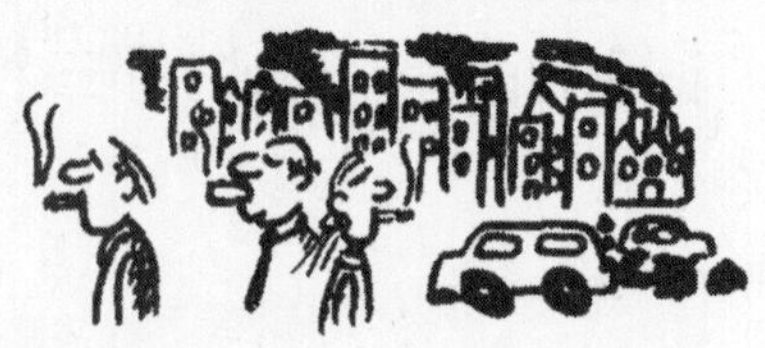

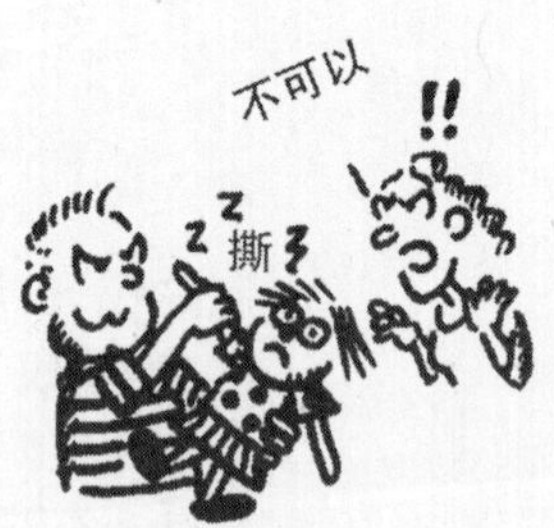

关于指责，也是同样的道理。被指责，意味着我们受到注意，即使是以一种负面的方式呈现。被称赞也有同样的效果，只不过它让我们对自己正在做的事情有种好的感觉！所以，称赞那些好的事物，你将会从中得到更多。

受称赞的人，不但乐意重复做那些被赞美的事，也会更愿意摒除那些惹你厌烦的行为，因为它们无法引人注意，而且你的注意力会转移到别的地方。

愤怒的它对谁带来的影响最严重?

就是你!

回到之前说的那个对你按喇叭的司机。如果他按喇叭是因为他差点就要撞到你……

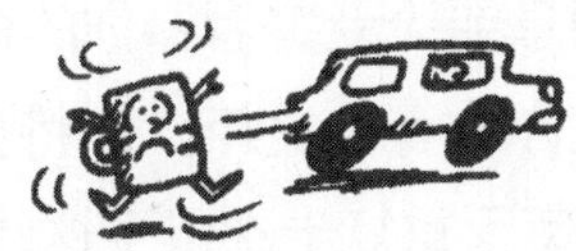

这会让你觉得非常生气!

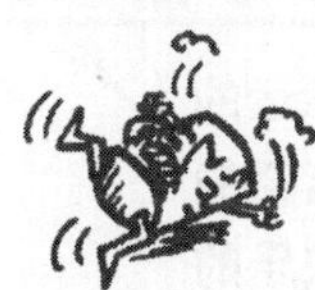

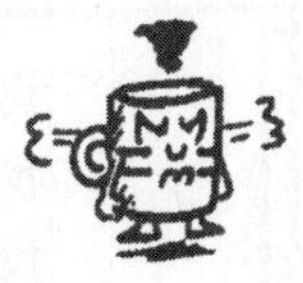

事实上，你简直是气炸了!

这对那个司机有什么样的影响吗? 完全没有!

他的车子早就开走了! 而几乎心脏病发作的人是你!

所以，当愤怒的它出现时，察觉它、感受它、认识它，然后，放下它!

受害者的它

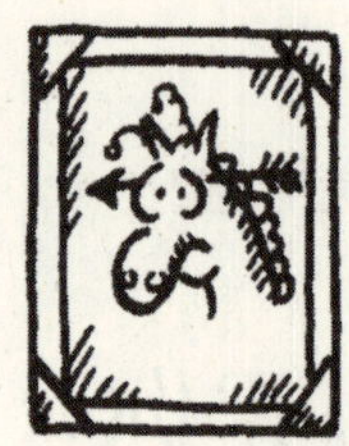

因为受害者的它，人们放弃了他们所有的力量，他们认为环境是生活的主导者，其他人也主导着他们的生活。受害者把自己当成命运的玩偶。嗯，这里有些好消息要给受害者：你的命运星辰刚进入一个非比寻常的交会中，而且，在你的有生之年，你将会非常幸运、富裕与快乐！你所要做的，便是保证每天重复十次以下这些肯定的话语，每天都要。

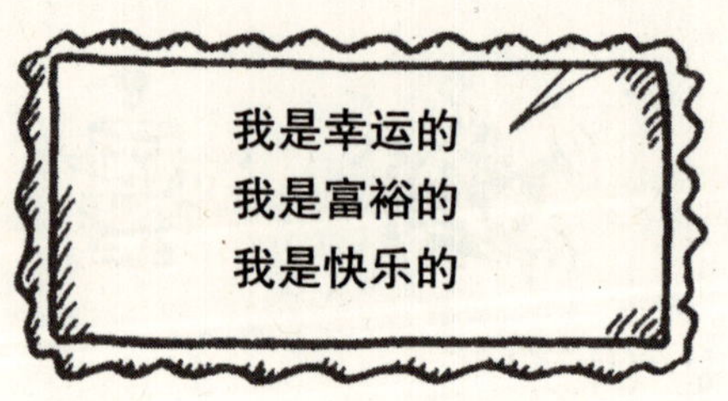

讨厌的它

对令人讨厌的它而言，它的头号大敌就是“放下”。

放下的最后一步便是宽恕，亦即不论发生什么事都不再重要了。

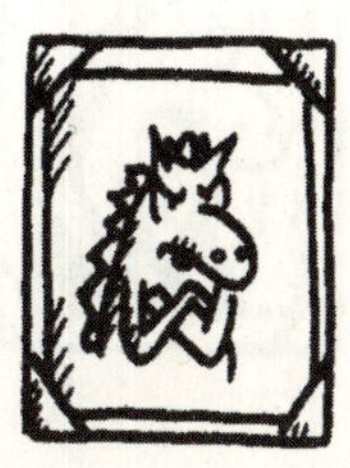

放下，意味着你决定要原谅，以减少痛苦，这好过于为了坚持认为自己是正确的而紧握着旧怨的痛苦（而且要知道，关于什么是正确的，每个人都有不同的看法）。

问问自己：

你想要正确？

还是：

你想变得更快乐？

殉道者的它

在协助他人与放弃你的生活之间，仅仅只有一线之隔。该是用另一种方式去思考责任的时候了。负责任，意味着不计任何代价，为他人竭尽全力，但也要为自己尽力，这两件事不是互相排斥的。

对自我的价值认同感越高，你将越能去接受与付出，让其他人也拥

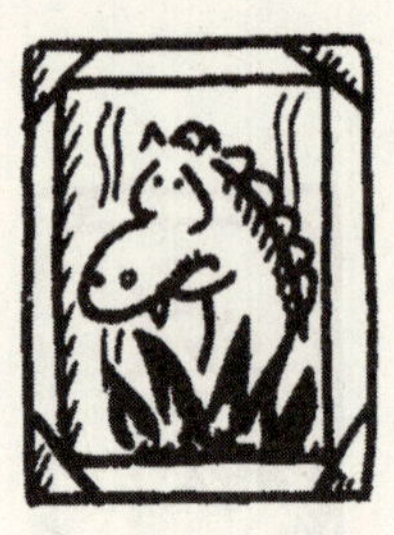

有给予你爱的权利。将自己拒于这些礼物之外，等于拒绝了其他人与你分享快乐的机会。

举例来说，如果有人赞美你，不要拒绝！这会降低他人送你礼物的价值!

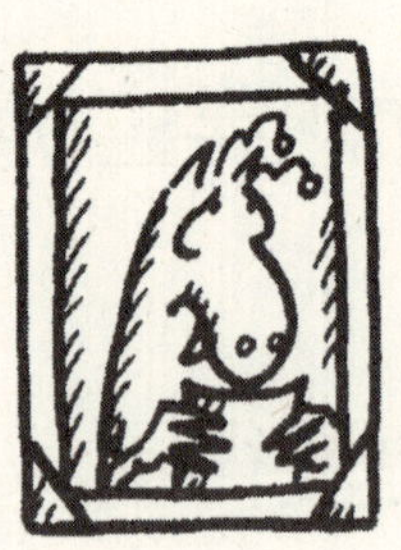

后悔的它

内疚，就像忧虑一样，是让你不断兜圈子的情绪。它令人肠枯思竭，而且是一座找不到出口的囚牢，浪费你的时间与精力。打破这种恶性循环的唯一方法就是行动，遗憾是治愈不了任何东西的。

发生状况了，你得设法补救它。如果你与朋友发生争吵，而且你想改变这个情况，那就试着与朋友重修旧好。

如果他们不想改变现状，那你也必须尊重他们的意思。但你已为了改变现状而行动，所以你可以松口气了。

即使对已发生的状况无能为力，你也可以改变自己，放下你的羞愧感，全心投入你的生活，让自己通过这些经验，变得更加成熟、更有智慧，让思绪变得更清澈。

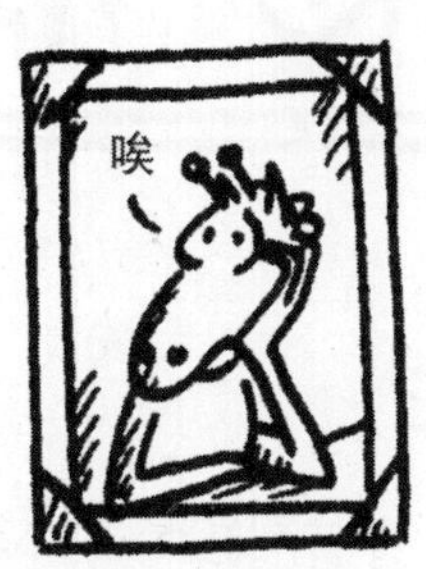

一厢情愿的它

你拥有许多永远无法实现的梦想和永远不会踏上的道路……为什么？因为你不相信它们会为了你而存在。它们为了其他人而存在，而不是为了你而存在。

你还记得你的承诺吗？实现它。真正阻碍你的是什么？真正阻碍你的是谁？“活在当下”这个恐慌克星就是专程来帮助你的。很简单，只要开始，就是现在。有时候问题在于你的一厢情愿把事情想得太大了，以致于不知所措。那就从小的、可实现的计划迈出第一步。

先从你能做的小事开始，确定你的技巧、能力与优势。如果你在某些领域有所欠缺，你在哪里可以找到支持？家人？专业人士？额外的资金？所有这些都需要你说——我愿意。

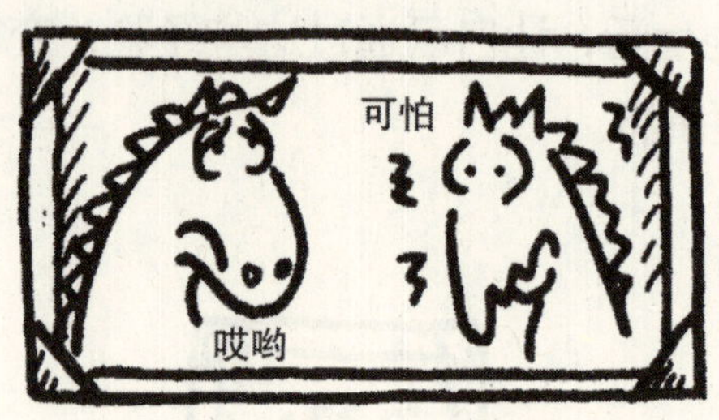

沮丧的它与焦虑的它

这两个它通常形影不离。在焦虑中，你会因为感到焦虑而焦虑，而且陷入永无止境的恶性循环。你感觉被困住了，因而变得沮丧。沮丧的它是可以独自运作的，但它的来源是相同的。你现在已经准备好了，你有一整袋的策略去跟这两个它一起共事。它们肯定是喜欢引人注意的，

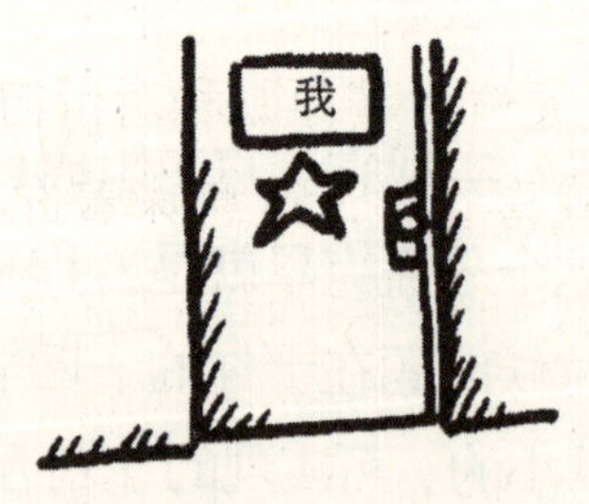

如果你放任它们，它们会变成你全部真实的存在。转移你的注意力，选择另一个现实，让它们变成临时演员，而不是这场表演的主角。你才是主角！

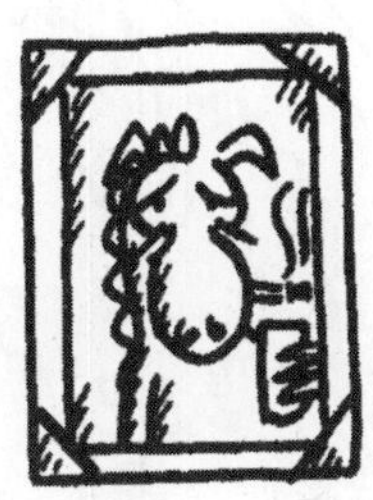

不健康的它

麻痹我们的痛苦是不健康的它的工作。我们抽烟、喝酒、吃垃圾食物，只是为了安抚焦虑的它、愤怒的它与忧郁的它。当你试着戒烟、戒酒或开始减肥时，看看发生了什么事！你变得暴躁、爱哭，甚至有一点惊惶失措！不健康的它抑制了这些令人讨厌的感觉。

然而，这些感觉并不会就此远离你。事实上，由于不健康的它会不断地告诉你，你不值得享受健康，因此这些感觉会一再地被强化。

因此你需要抽烟、喝酒或吃得更多，而且如此一来，它的声音会越来越大，越来越大。这个恶性循环不断持续，直到你的健康受损，你就越来越没有能力去处理这个问题。

要让不健康的它恢复元气，其原则和对付自我厌恶的它一样。当自我厌恶的它转化成为自我喜爱时，这意味着你在自己所有的生活领域中，靠自己的力量做出了正确的事。

有些事情你现在就可以开始进行，借助全部的你、心灵、身体与意念，这将有助于你对付不健康的它。 在“健康的它”这一章中，我们会再仔细查看这些事。

接着……

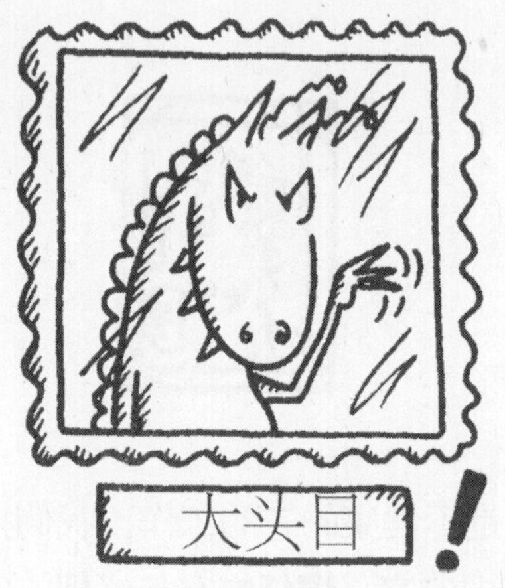

你想怎么称呼它都行——恐慌症、恐慌失序、焦虑、紧张崩溃、慢性忧郁症、暴力行为、恐惧症，它就是你为什么在这里、有这些感受的原因。让我们再谈谈它。

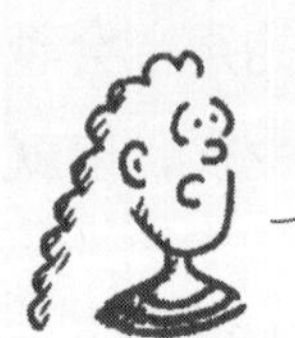

我现在已经有了较为清楚的图像。它们告诉我有些事是没用的，而且我必须改变方法。但是你还是在我身边徘徊！为什么？

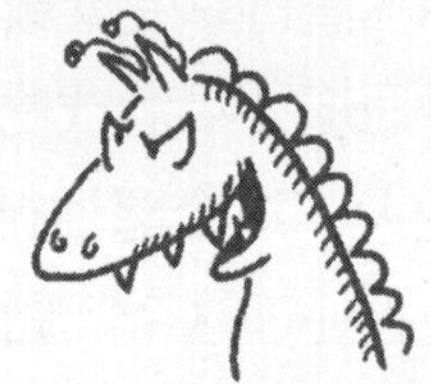

好吧！显然你还是需要我！

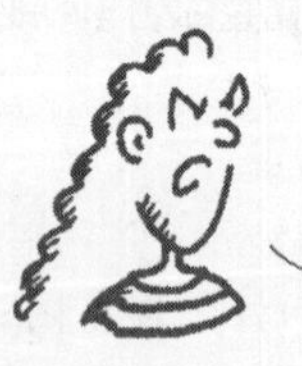

需要你？这太过分了！我怎么可能需要你？你是可怕、邪恶、残暴且令人痛苦的！

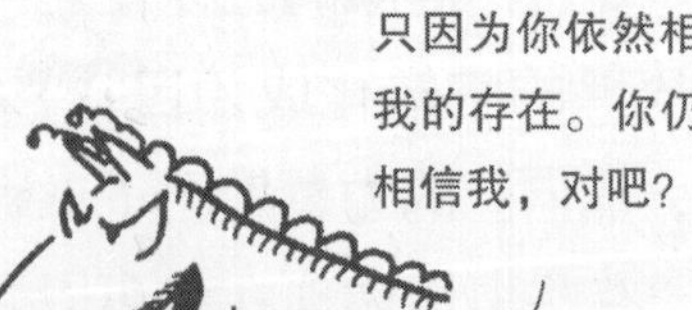

只因为你依然相信我的存在。你仍然相信我，对吧？

但是，并不是因为我相信你，才让你出现的！你就这样跳了出来！

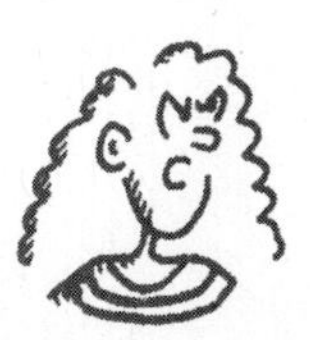

不是吗？你已经听信我那些狐群狗党的话有好些年了！你相信它们！它们只是把你介绍给我而已！

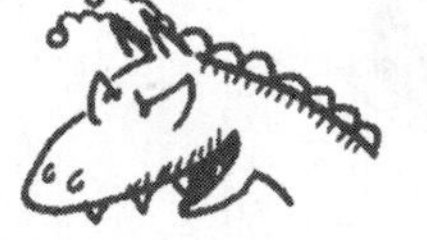

哦……好吧。但是，需要你？这有些言过其实了！

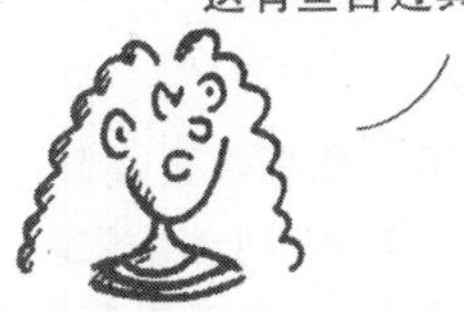

那么，你为什么不放我走就好了？

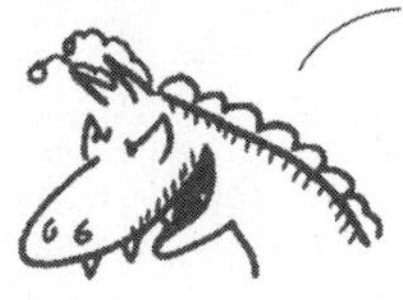

现在你真的把我惹火了！我一直试着要摆脱你！

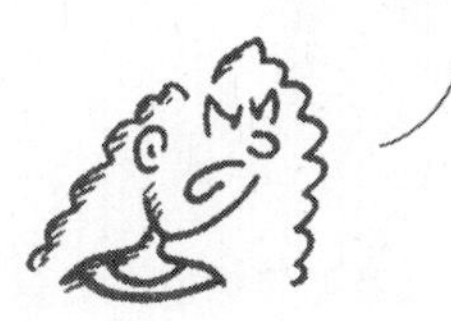

噢，亲爱的！看我们忘得多快！第一，是你自己把自己惹火了；第二，我说，让我走，不是摆脱我！

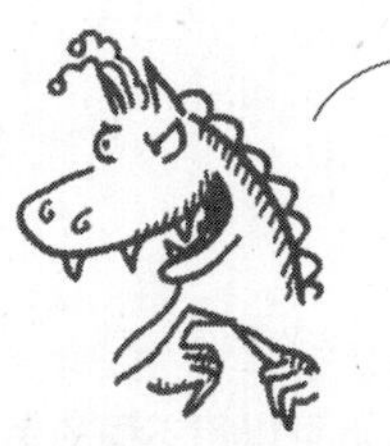

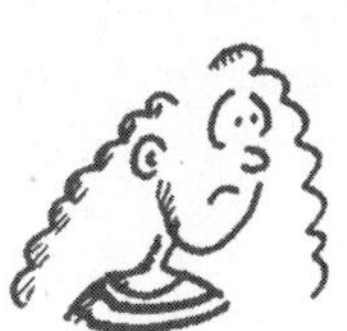

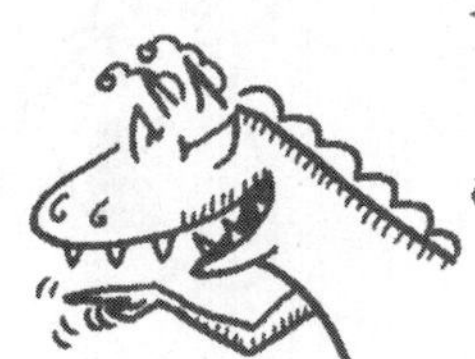

看看你，花了多少时间与精力让我保持活力！看看你经常想象我有多么糟糕！

该死，对极了！

我是很强大的，对吧？

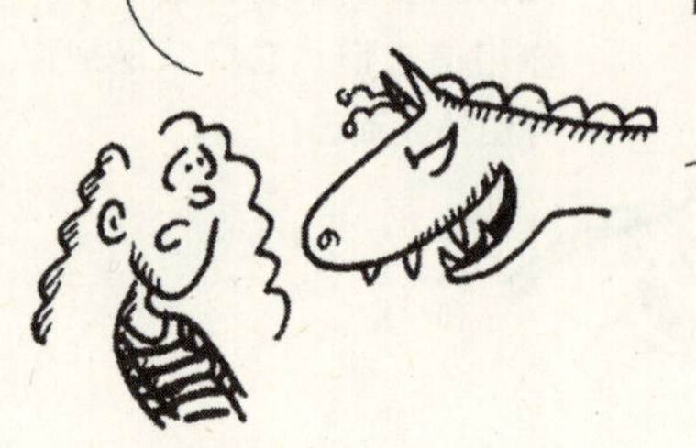

那么，想象用所有那些力量来把我转变成美好的事物吧！

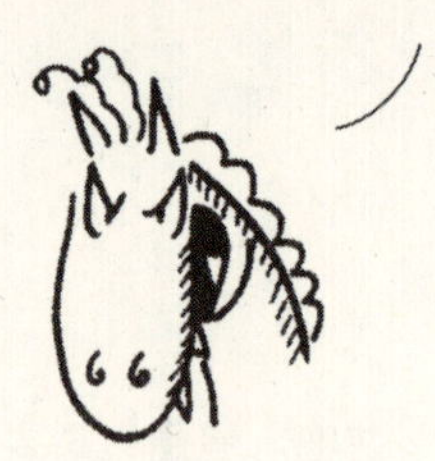

怎么做？

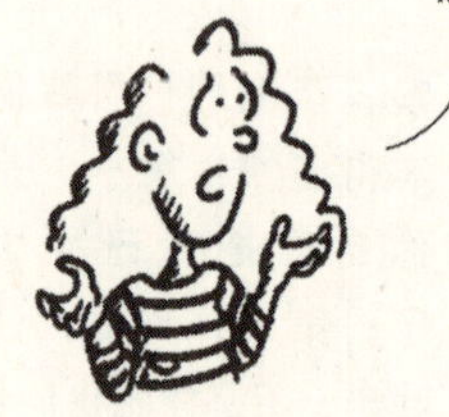

你可以把恐惧当成是底线！你被吓到全身僵硬、无法动弹，但还是活了下来！你现在可以做任何事，没有什么事比我更令人害怕了！

而且，你可以用不同的角度来看待我。看看我教过你的那些事！充满耐心、发现自己的优势、富有同情心、理性的思考，这不过是你学到的九牛一毛而已！

我给了你这个机会去寻找一个全新、更好的你！不赖吧？

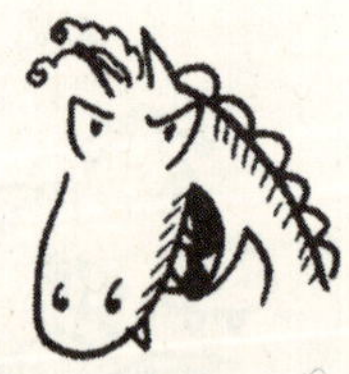

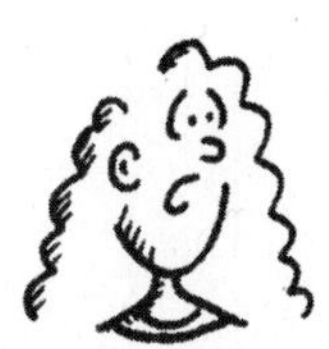
但是，有时我就是会感到
不安，即使根本没有特定
的原因！

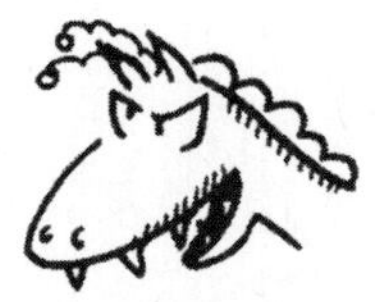
嗯，你不是唯一的
一个，即使是非恐
慌症患者也会有心
情不好的时候！只
要你想处理它，
它根本就算不了什
么！

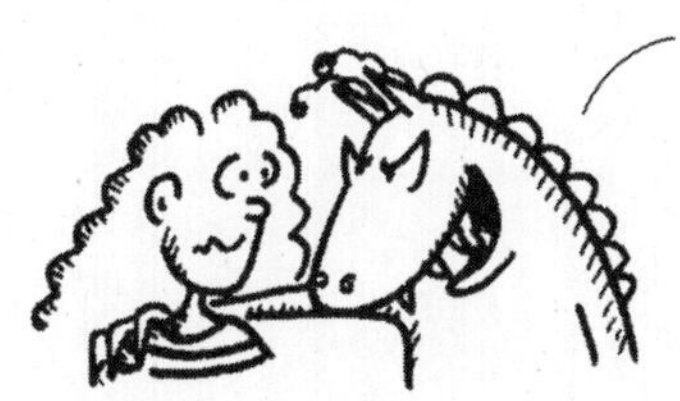
听着，不论你喜不喜欢，这段时间你都
要跟着我一同周游各地。这一路上你可
以顽强抵抗，或者保持乐观的态度，直
到最后……

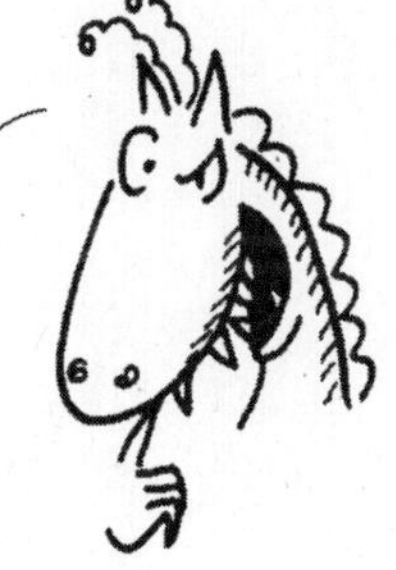
现在搞清楚了没，
我来这里不是为了
伤害你，而是教导
你……

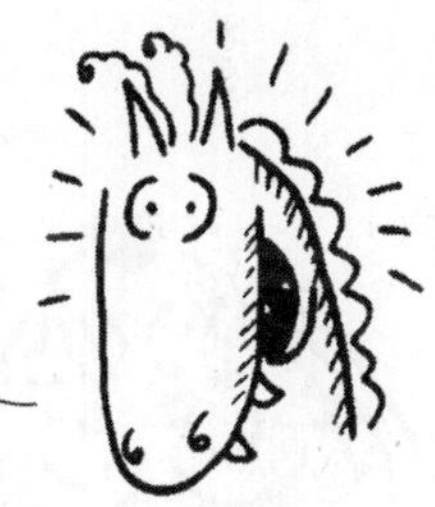
而且，突然之
间……我转型
了！

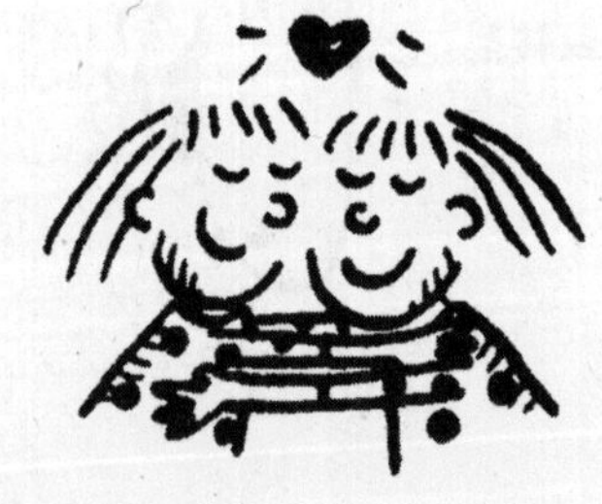

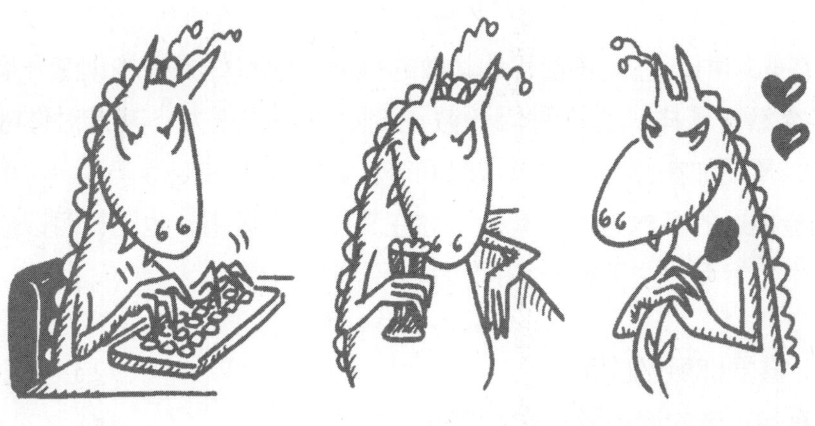

生活情境

专业的它

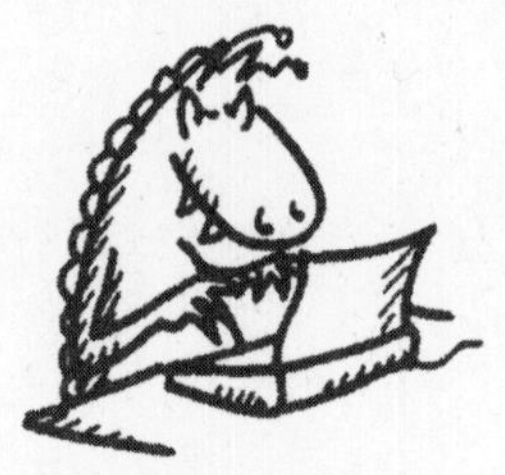

在职场中，它代表着不计其数的挑战。你有许多好的创意开展到此可能突然变了样，也许是因为截止期限将至的压力、某人对你咄咄相逼，以及硬加在你身上的有限时间等，让你的思绪变得紊乱。之前我们仔细检视过的多数方法，有助于你在工作中去运用，也同样可以应用在生活中。然而，这里有更多的想法特别与工作有关。

1. 喜爱你所做的事

有句古老的谚语说：欢乐的时光总是过得特别快。想要永远拖拖拉拉过日子，然后厌恶并排斥你的工作吗？如果你的工作时光里包含了等待休息时间，接着等待午餐时间，然后是等待回家时刻的到来，而且如果在工作的一整个星期中，周末与周末之间只是一段长长的挫折期，那么可以预见到的是，这个工作对你而言，只会是极大的痛苦与烦恼。

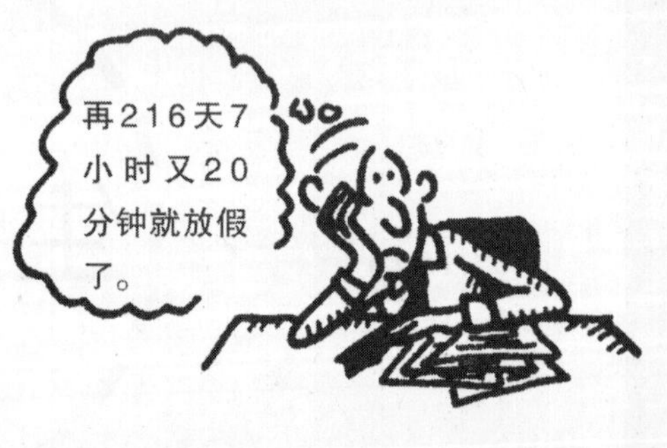

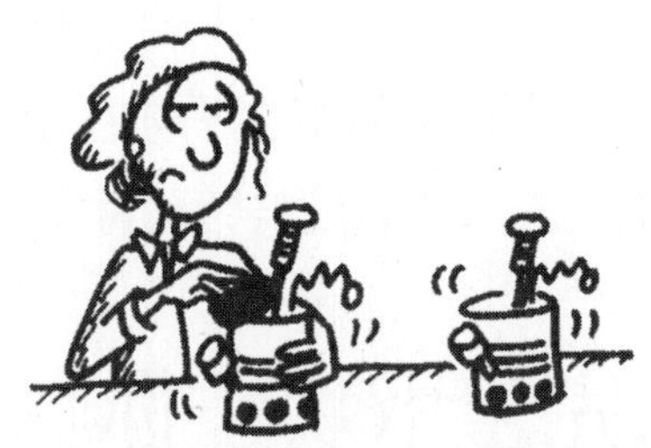

再强调一次，那并不是工作本身有问题，问题在于你如何感觉它。假使你以全新的眼光去看待工作，情况又会如何？假使你以尊重的态度看待工作，因为它给予你报酬，情况又会如何？不单单只是工资条上的报酬（虽然那也很重要），而是为了真正好好完成某事所带来的满足感。即使是用一个全新、有创造力的方法去完成某件微不足道的小事，你都可以从中找到满足感。

假设你把相同的物品，放在某个叫不出名字的什么玩意儿上，日复一日地进行相同的动作，这可能会非常无聊。

或者：

⋆ 你可以为自己设下个人目标——在下午三点以前，在这个叫不出名字的玩意儿上，放上2000个东西。

⋆ 你可以在脑海中设定音乐的节奏与工作的步调。

⋆ 你可以把幽默感带进工作中——某天戴上一顶愚蠢的帽子，然后逗你的同事笑一笑。

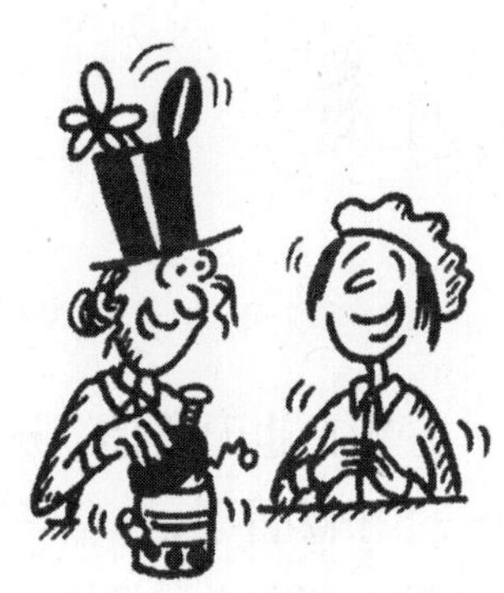

或者：

你也可以只是简单地决定你真的很在乎你在做的工作，不论它们是什么玩意儿。你对自己诚实的工作态度与劳动付出，感到相当自豪。

这完全取决于你！

如果你喜欢你所做的事，在你的生活中，工作将为你带来某种意义。如果你不这么想，那么你就会觉得非常悲惨。但到了那时，你可能就会走上辞职之路。震惊！恐怖！难以置信！你将如何生活？

你现在如何生活？

如果你对所做的工作感到无聊、讨厌与失败，你为家人、朋友与同事带来的价值是什么？

没有？

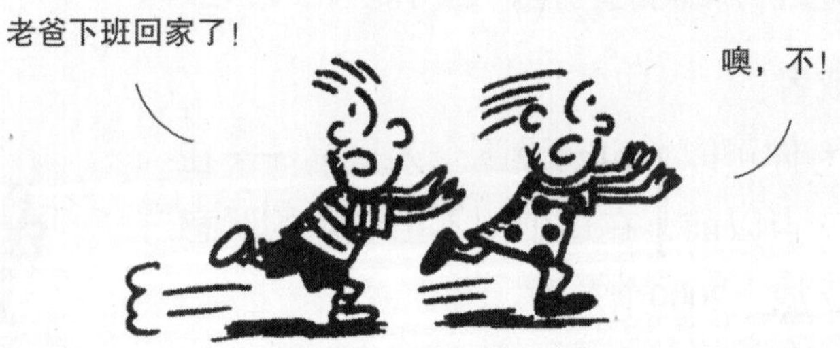

好吧！也无所谓，这是你的生活，而且是你的选择。如果你发现自己一下子感冒了，一下子又头痛了，有时候这里或那里受到感染，甚至摔断腿，不要太过惊讶。

为什么？因为你在生活中总是这么拖拖拉拉的，而且又这么讨厌你的工作。你的身体会说："这真是个糟糕的地方，我将会生病一段时间，所以你不用到那里去。"

不相信？

请离开你的工作，并且找出某些对自己有益的事，然后看看会发生什么事。好多了吧？为你自己而工作，或是停下来啥也不做（然后领医疗保险）。

2. 没有你也可以

你的老板喜欢你，你工作得很晚，连周末也要加班。你吃下每件交办的任务，而且你知道整个公司是如何运作的，所以你的工作越堆越多，因为你是这么有能力！终于，你正在做着其他每个人的工作。为什么要这么做？

再建一个档案吧！马维斯。
我不知道它该被放到哪里。

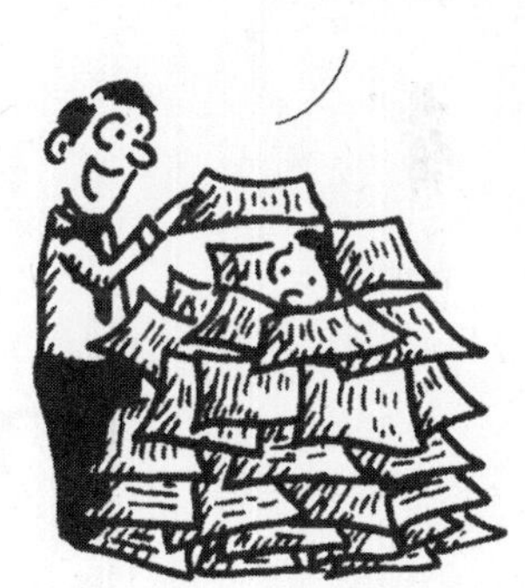

因为这让你觉得被需要，而且变得无可替代地让你掌握某些控制权。事实上，你想确认没有任何人知道这些事情会如何发展，或事情是如何运作的，因为你做了这些所有事情。猜猜发生了什

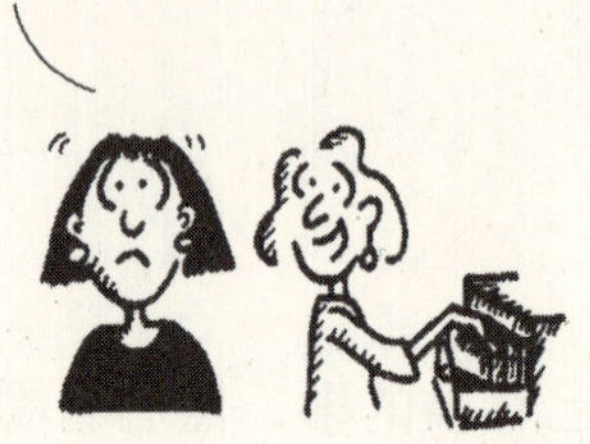

么事？你变得压力沉重，而且某天还发生了严重的偏头痛，你没有办法工作。最令人沮丧的是，即使没有你，每个人还是照样处理所有的事情！他们有能力，而且他们的确做到了！给自己一点休息的空间吧！干吗这么想杀掉自己？没有你也可以，看看会发生什么事。看到了吗？这个世界并没有结束。（抱歉！）

3. 暂停

当你正置身于这种情境中时，你同样可以稍微休息一下。

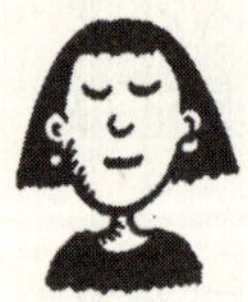

停下所有的事情！

只要五分钟，什么事也不要做，就能够让你的生产力倍增。不论你多么有创意、有生产力或有能力去完成某些困难的事，最后总会走上与自己敌对之路。此时，试着静坐冥想，调整一下自己的步伐，然后再回去工作，你会觉得焕然一新，而且效率加倍！

4. 从结果中解放出来

不要对自己期望值过高，忘掉那些截止期限！你不是达到目标，就是没有做到！你可以选择汗流浃背地到达那里，而且觉得与自己的意愿相左、压力沉重，也可以选择利用其他的方法到达那里。其他的方法就是当下坚决地投入到你现在正在做的事情中。感受到差异了吗？你是冷静而且有生产力的。而且，截止期限呢？哈！根本没问题！你将会轻轻松松地度过这一关！

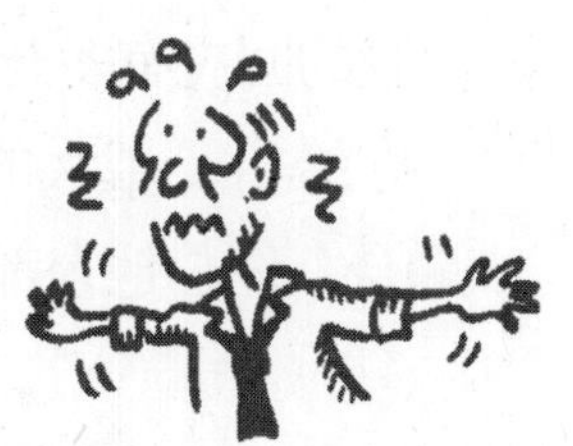

我没办法思考！我把报告搞丢了！一定要把这件事搞定才行！截止期限要到了！截止期限要到了！档案在哪里？救命呀！

跟自己作战，忘掉截止期限。

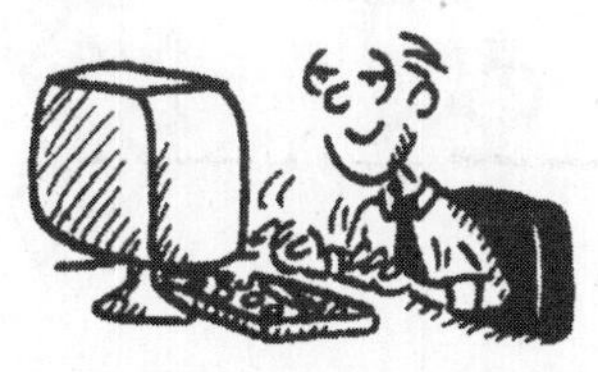

专注在此时此刻且具备生产力。

社交的它

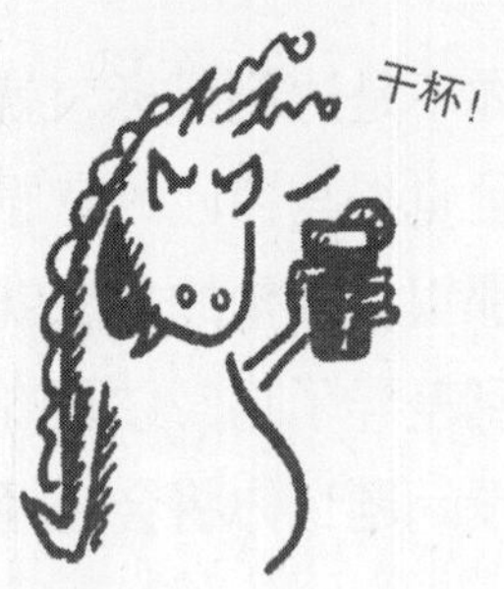

社交的它是有关于你与其他人互动的情况。

社交是非常微妙的。如果我们带着愤怒去看事情，就会发现人们老是用别的方式去做事，通常与我们对他们的期望不一样。

很明显，最重要的就是换个角度去检视你的期望。

问问你自己：我的弹性有多大？

我的回应有多开放？

你给自己越大的空间，就越能与其他人融合，你与他人都会感到更轻松自在。

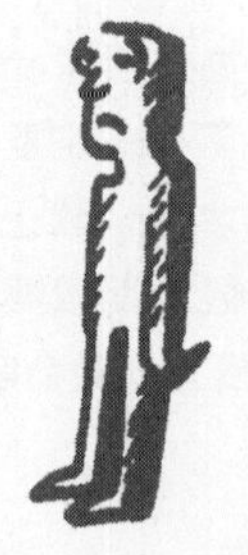

★难搞的类型

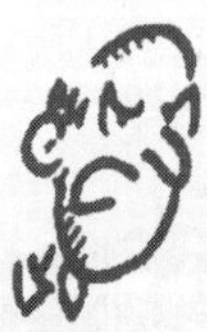

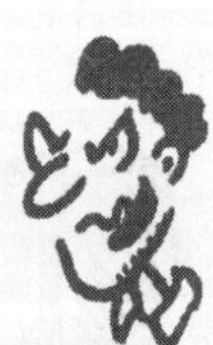

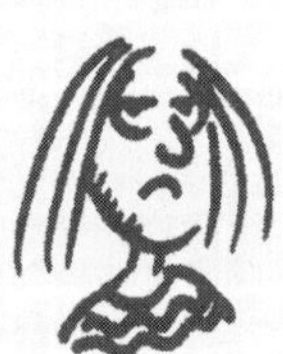

即使我们处于最佳的状态，有时还是会面临让我们束手无策的场景。最好的范例就是，当应付那些很难搞的人时（如同我们在“愤怒的它”那一节所看到的），以下有些问题要问问自己：

1. 这个人的行为会如何影响我？
2. 我如何予以回应？
3. 我怎样才能改变事情？
4. 可能的结果是什么？
5. 最有可能的结果是什么？
6. 如果没有这个人，我的生活会是如何？
7. 我为什么会陷入这种情境？
8. 为什么我要待在这种情境中？
9. 我是否很清楚地看清了这个人？
10. 我准备好去承担风险了吗？

看看这些……

1. 冲击

这个人的行为对你的生活真正造成的冲击有多少？有可能去调整你对他们的态度吗？以上面10个问题去评判这个情境，把无法忍受的情况（如暴力）定为10。如果事态被判定在这个量表的高分区域中，难道你不觉得最好的办法就是离开那里吗？

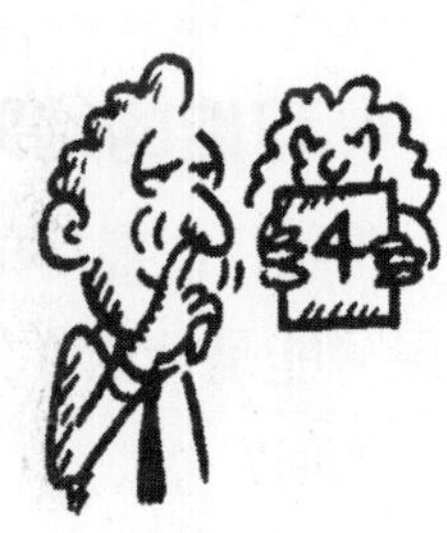

2. 你的回应

你会怎样投入到这个情境中？你会为他们善后吗？你是那个主导的人吗？那里是你有控制力的区域，还是缺乏控制力的区域？这些是你的问题，还是他人的问题？

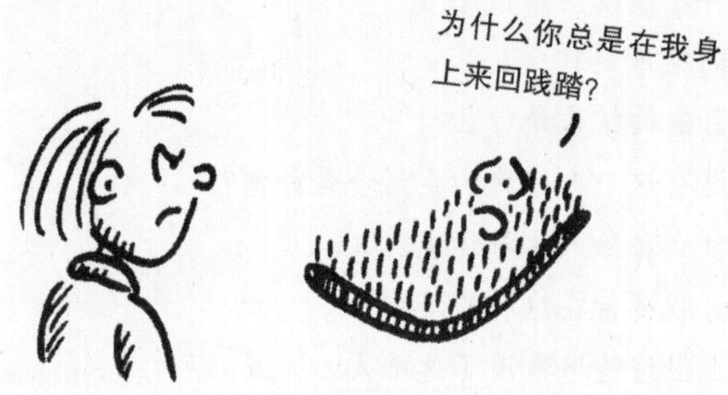

3. 你的机会

你能够改变什么？忘掉改变他人的企图——那不是你的角色。你能够站到他们面前，并且表明你的立场吗？做出你自己的计划，不依赖他人？拒绝加入别人的游戏？离开？用更加怜悯的眼光去看待其他人？放下怨恨？

4. 可能的结果

在最好或最坏的情况中，改变会带来的结果可能是什么？假使你什么都没做，情况又会如何？

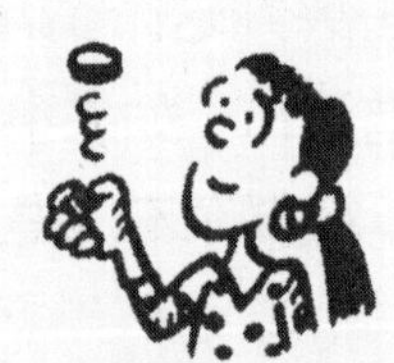

5. 最可能的结果

如果你做了改变，最有可能出现的结果是什么？这是你的问题吗？

6. 没有他们的生活

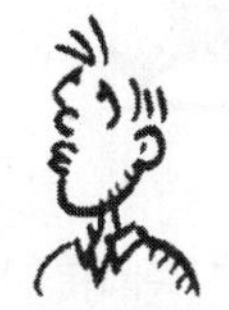

假使这个人不再在你身边，情况又会如何？那会是最棒的事或最糟的事？

7. 为什么在这里？

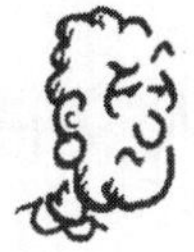

从某些方面来看，这种情况是否对你有利？（在此，你必须真正地诚实以对。）这个人让你觉得你优于他人？非常愤慨？这是否使你感到受注意，即使是负面的？

8. 为什么留下来？

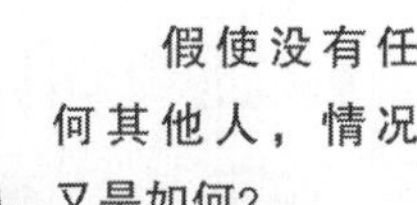

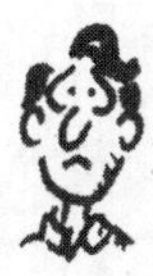

如果这个情境无法忍受，为什么你实际上待了下来？因为恐惧？对你与你的自我价值究竟有什么样的影响？

9. 你看到了什么？

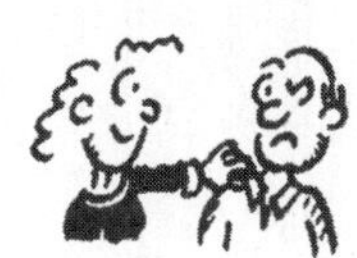

再看深入一点。这个人是从哪里来的？他伤心吗？忧伤吗？寂寞吗？他需要什么？他会从你的支持中得到好处吗？

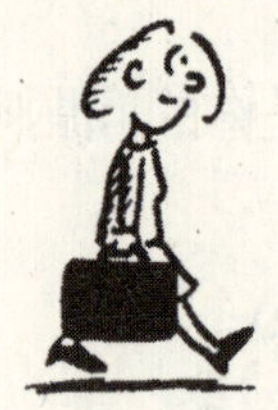

10. 风险

对于风险，你做了多少准备去为你自己改善这种情况？你做好多少准备去让自己感觉好一些？

通过这些问题来评估你在这个情境中所处的位置，以及那些你所能做出的改变去改善它，不要依赖其他人去改善（因为他们可能不会这么做）。

当你与他人交往时，有些需要思考及尝试的事情。

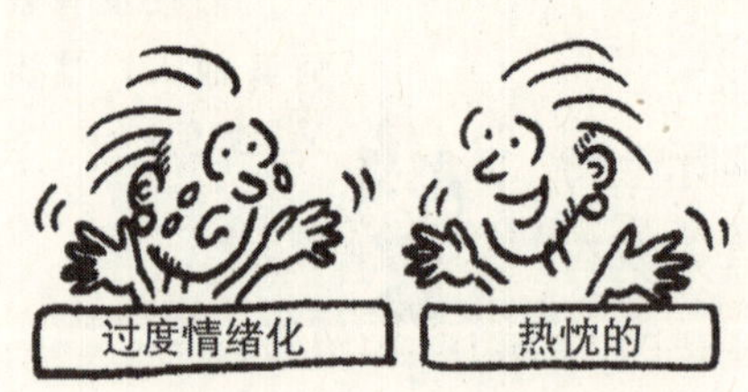

有时候，我们面临的最坏情况跟最好情况是一样的！

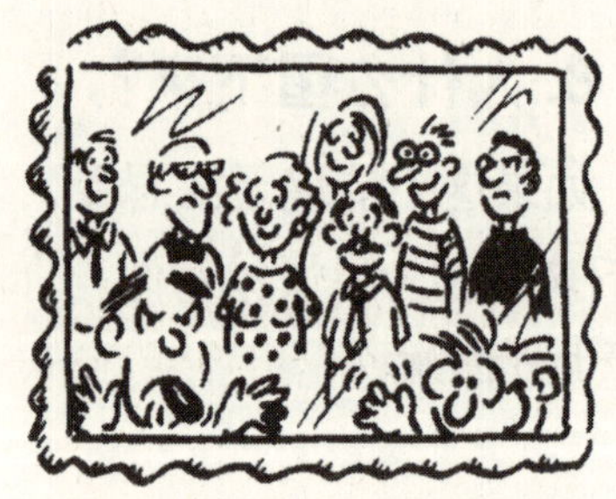

去爱不讨人喜欢的人，就是把其他人视为跟你有关系的人，像家人一样。你可能不喜欢他们所做的事，但不论如何，你就是爱他们！（而且原谅他们！）

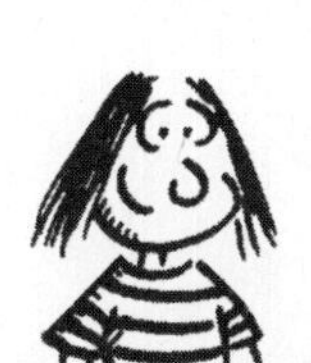
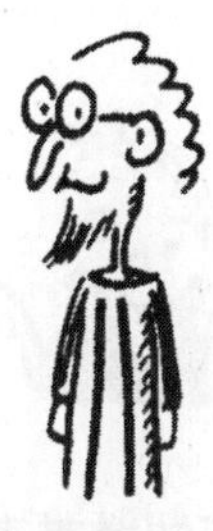

尊重其他人有跟你不一样的权利。

试试看！真的很有用！

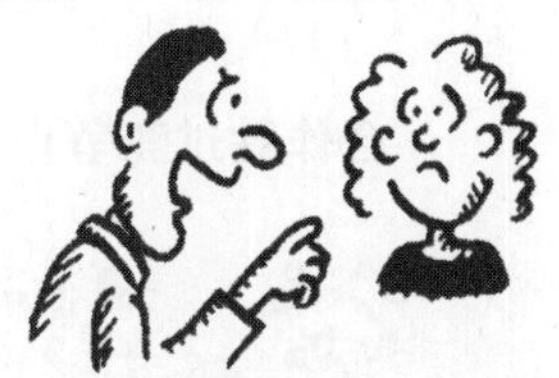

提供建议很难尽善尽美。你真的知道什么对别人最好吗？如果你被问到了，没关系，但是要让那个人有所选择。例如，“假使你试着去……”。

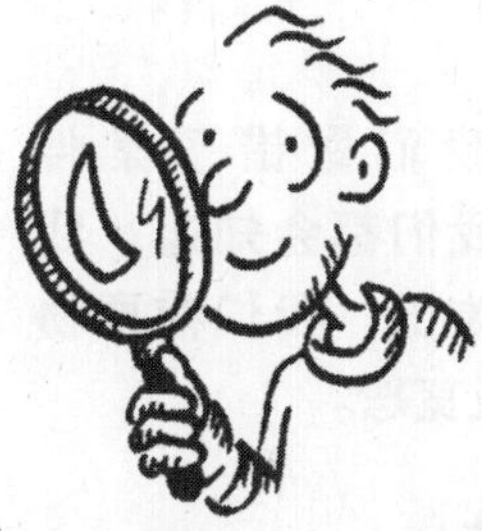

你对其他人有多感兴趣？你会请他们提供多少想法、意见与感受？

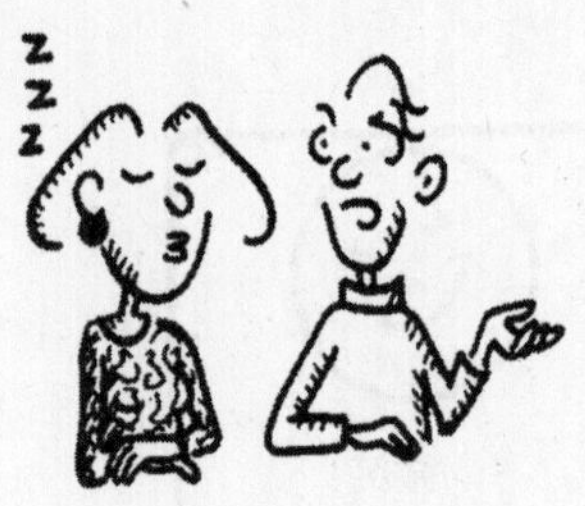

你是一个多棒的倾听者?

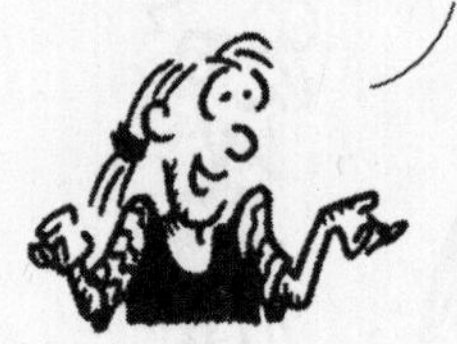

承认你不知道某事是没问题的!

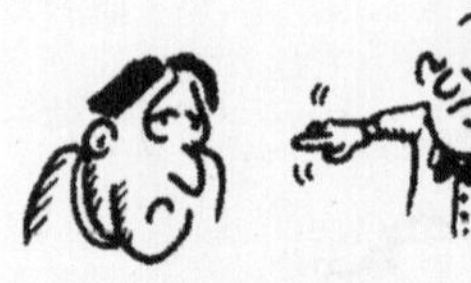

如果我们做错了某件事，通常我们都会知道，我们不需要攻击！我们需要协助、支持或宽恕。

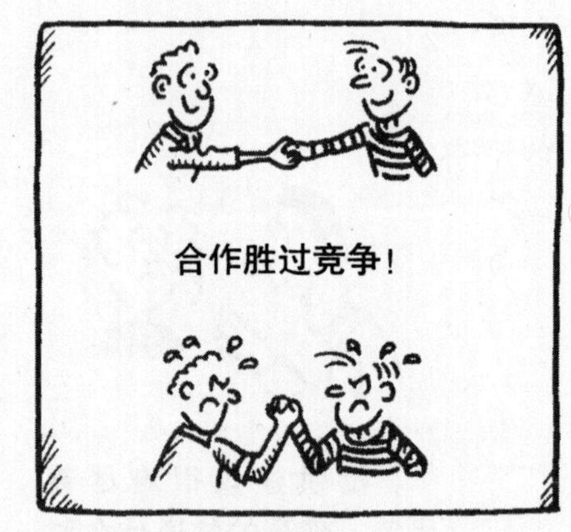

合作胜过竞争!

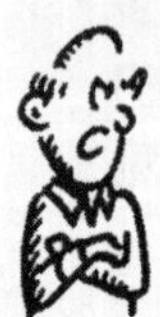

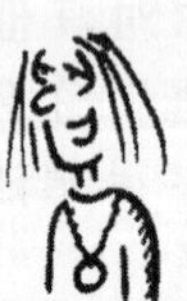

你不需要每个人的允许或同意，去过你认为适合你的生活。

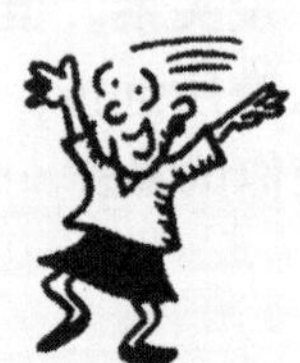

让你自己快乐、平静且自由。然后，与周围的人分享!

恋爱的它

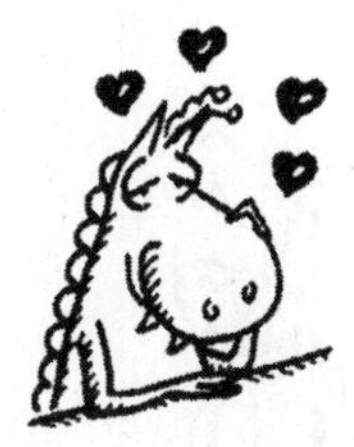

爱是什么?

问50个不同的人，你会得到50种不同的答案。

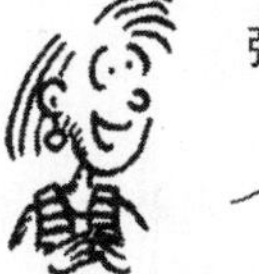

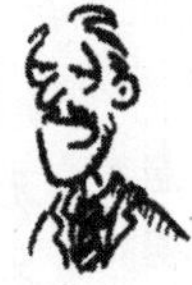

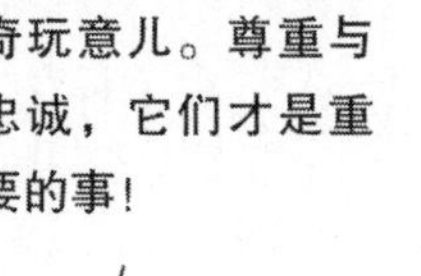

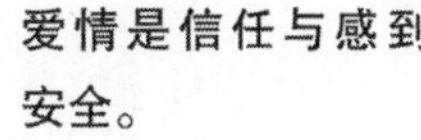

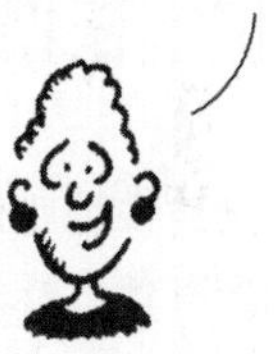

很难去定义爱情，而且对不同的人而言，它代表的意义也不同。因此，或许当我们谈到罗曼蒂克的爱情时，我们应该仔细检视一下爱情不是什么，或者，不应该是什么。

当然，爱情绝对不是让你感觉糟糕透了的事!

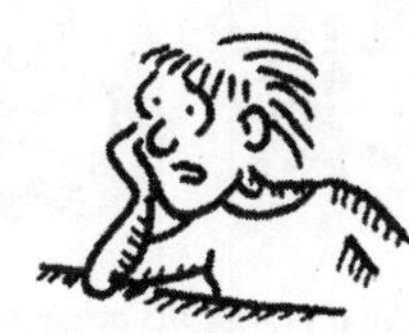

他们会担心……

唠叨唠叨唠叨！ 你就只会唠叨！

他们会抱怨……

你总是那么说！
我没有！

他们会争执……

他们批评或奚落他们所爱的人。

戴瑞尔已经快把我逼疯了！他拥有什么样的人格呀！
我知道你所说的意思，朗恩也一样，男人真是无可救药！

她是残忍、毫无用处的，她又把车子给撞烂了！
这就是你的女人！

我看见你在盯着她瞧！
她？好，你正在跟他打情骂俏！

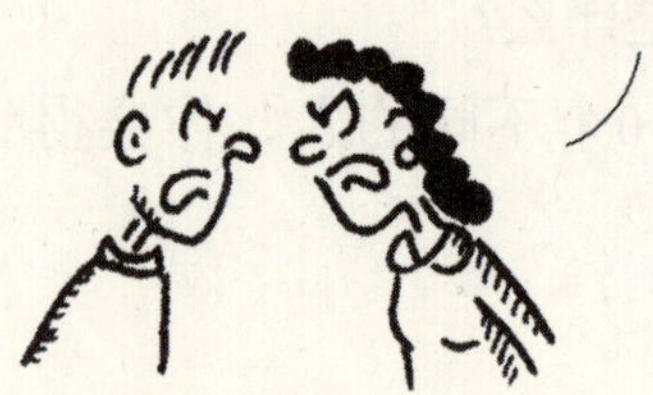

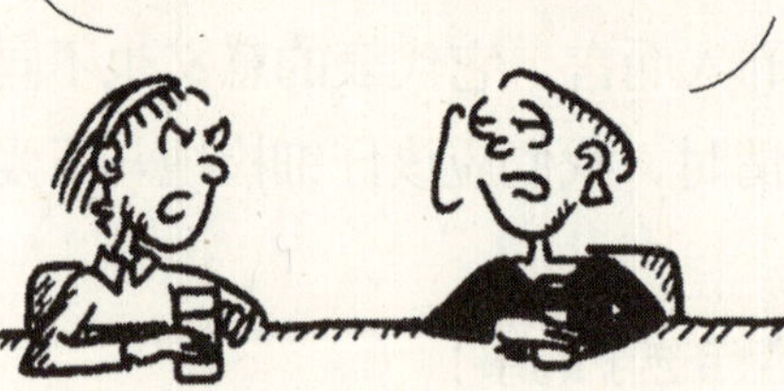

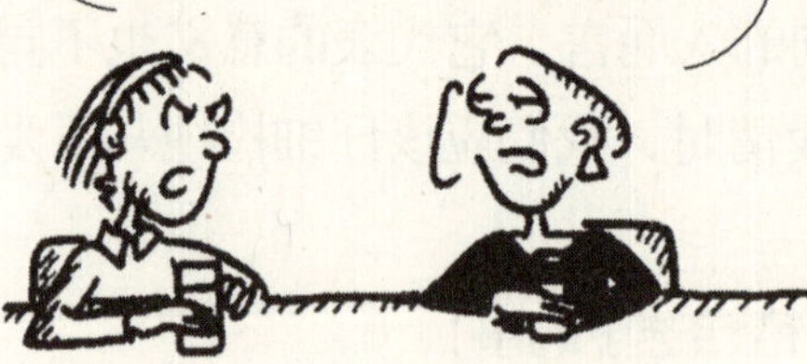

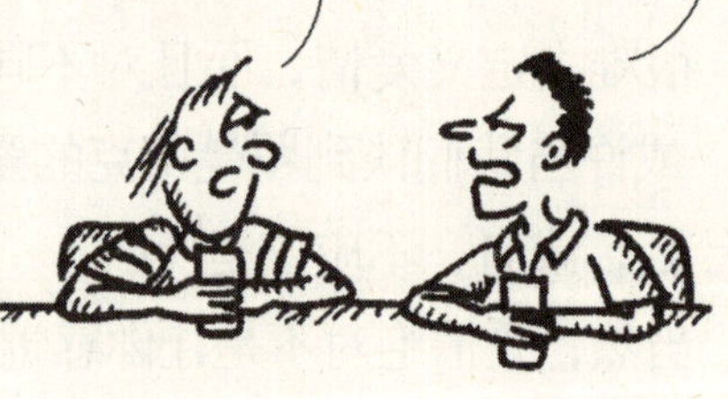

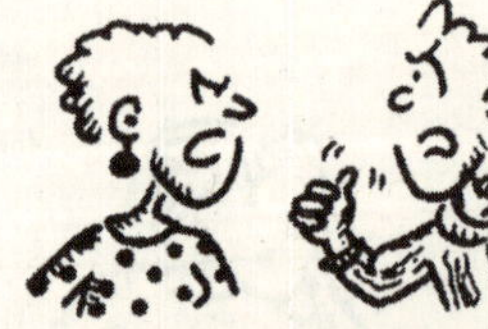

他们会嫉妒与吃醋……

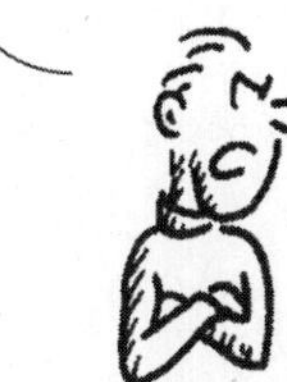

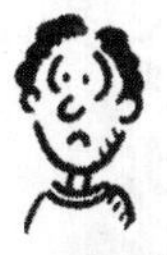

噢，不用管我！你就去呀，
玩高兴点！

或是，羡慕……

我觉得我被紧紧束缚住了！

他们讨厌与某人在一起……

不要离开我！

砰！

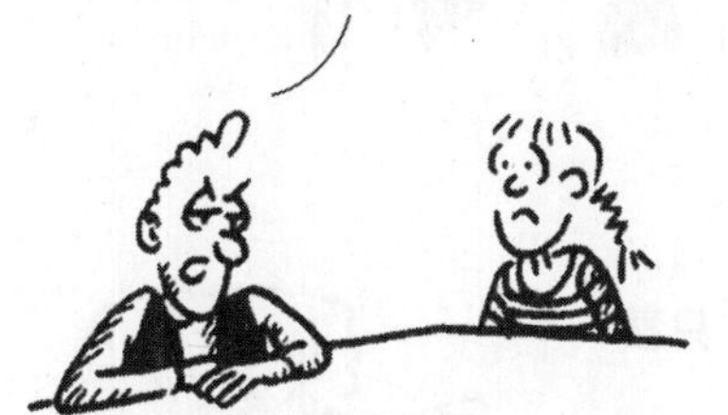

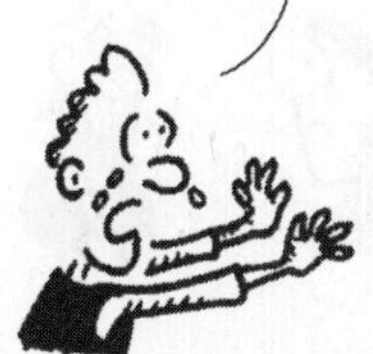

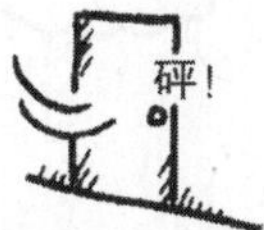

然而，又非常害怕失去他们！

而且，当某个特别的人出现时，大多数人最想做的第一件事是什么？

改变他们！

只要……

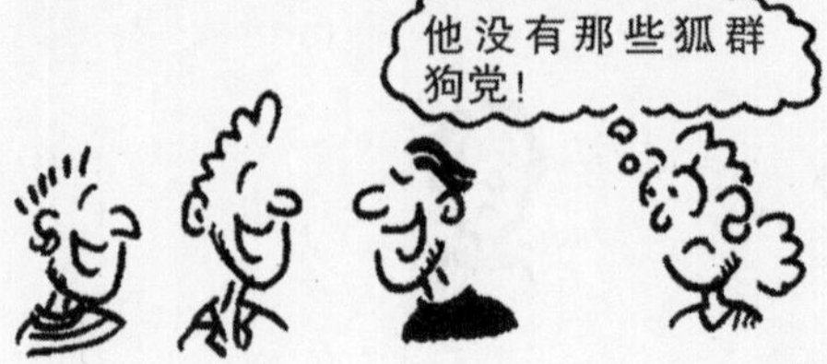

他没有那些狐群狗党！

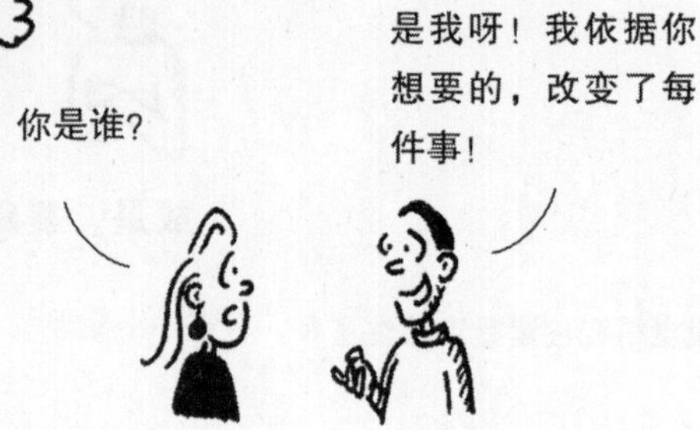

是我呀！我依据你想要的，改变了每件事！

你是谁？

只要……

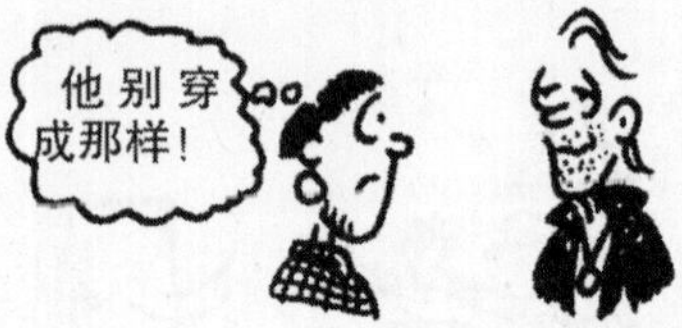

他别穿成那样！

只要……

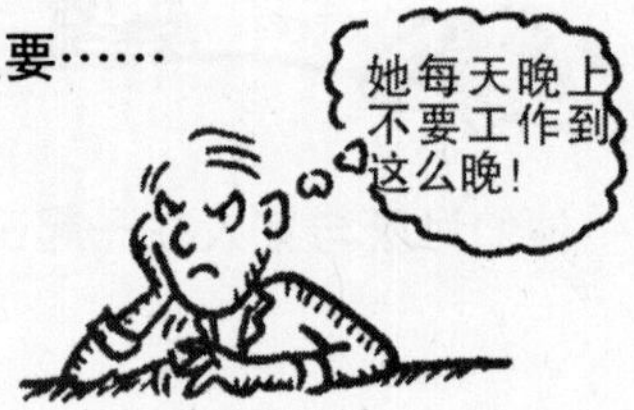

她每天晚上不要工作到这么晚！

如果这就是爱，那么，它简直是个地雷区！

在它的国度里，你已经有了愤怒的它、焦虑的它与受害者的它，所有其他的它也都淌进这池浑水里！但是，它们告诉了你什么？

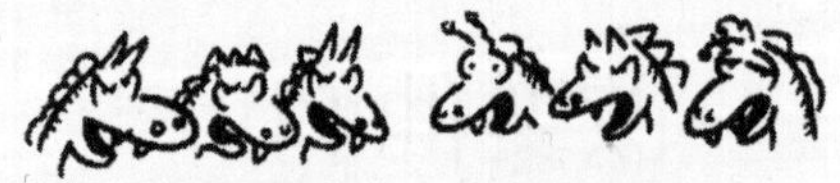

老方法没有用！

重新思考的时刻到了，让我们开始吧！

Q：那些与你最亲近的人，最常做的是什么事？
A：他们按下了你的它的开关！

没有人能够像你的亲密伙伴那样，让你展现出你的障碍、恐惧与缺乏弹性。什么地方能够让你冒如此大的风险，展现出如此多面的你，如此信任他们并向他们倾吐这么多的心事？

假使我们用另一种方式来看待爱情，情况又会如何？

假使爱情少了这些，情况又会如何？

我怀疑我能够从中得到些什么？

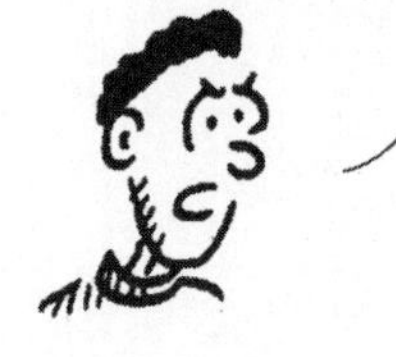

而且更重要的是：

我怀疑自己能够从中学习到什么？

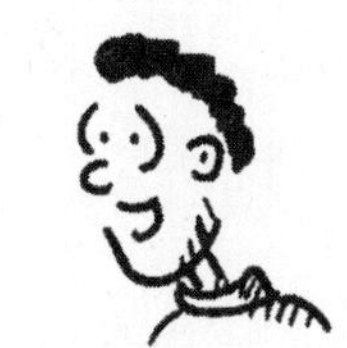

看看你自己的罗曼史，看出其中有相同的模式吗？ 相同的老问题是否一再出现？你在其中的角色究竟为何？现在，你有机会去打破这个模式。

从你“爱情的它们”中学习！

这里有一些：

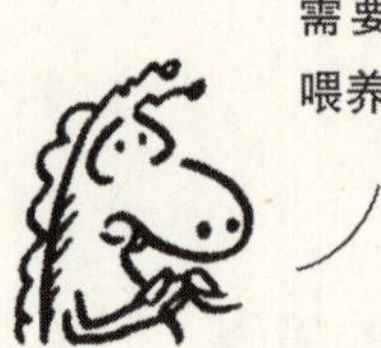

1. 需要的它

我们经常都依赖他人，希望他们能让我们变得完整。我们需要那个让我们快乐的人。

这不但让你害怕失去你的伙伴，使你建立了你的恐惧，而且也让你的伙伴身上背负着令人害怕的负担。他必须负起责任，提供并满足你所有的需求。这个人如何能够给你那些你无法在自己身上找到的东西？甚至，如果这个人是完美的，你这个感觉自己不完美的人，有能力接受他们所提供的一切吗？你觉得你值得得到这一切吗？

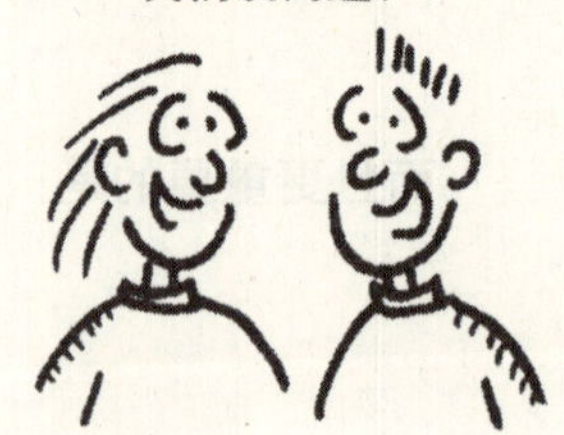

关心你自己，提供你自己的需求，尊重自己，同时培养自己。这意味着你有能力接受对自己好的事物，包括其他人的爱。但是你不应依赖任人或任何事去让你觉得完整，你——独自一人，就已足够。

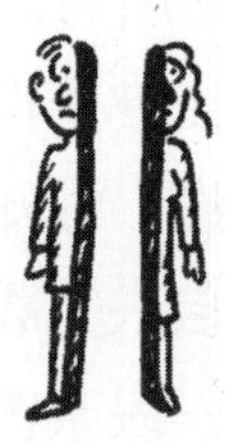

两个一半并不能成为
一个完整的全部……

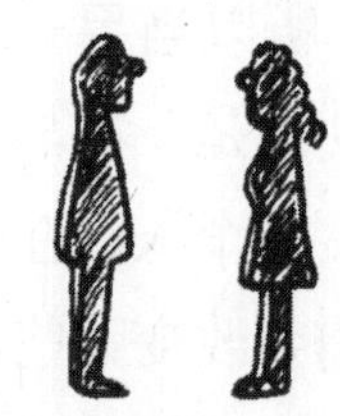

他们总会有破洞！

嗯，如果我们注定就要这样在一起，而我们又不需要任何人，在一段关系之中，重点究竟是什么？

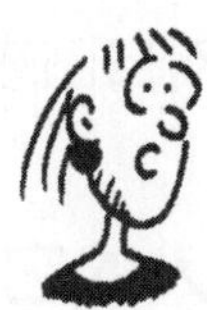

我们之中仅有少数人是完整的，能够独自一人坐在山上，注视整个宇宙。

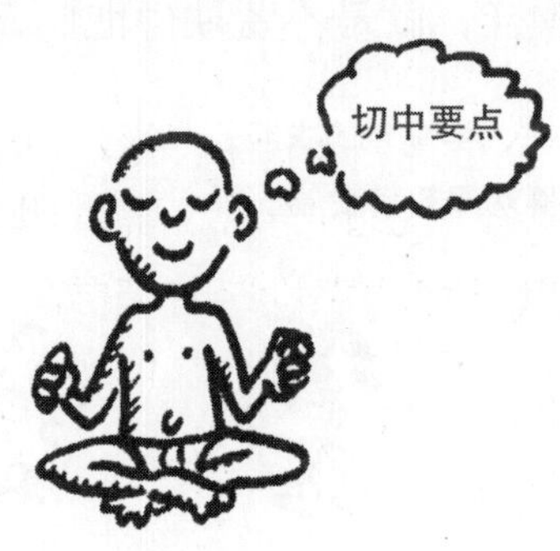

所以当另一个人走入你的生活，突然间，你想要冲出你所有的障碍。但是，在与它们融合的过程当中，所有事情似乎都在阻止你变得完整。这个人就在你对面的镜子中，为什么不从中学习呢？现在，你知道你需要改变哪些部分了！关心自己并不表示什么事情都要独自去完成。你与自己的关系中最重要的部分，就在于你与他人的互动。一段亲密的关系，就是一个你完整表现自己的舞台。它帮助你学会原谅、懂得弹性相处之道与空间拿捏得当的能力。它也教会了你和一直跟你唱反调的它和睦相处，譬如愤怒、恐惧、嫉妒、期望与占有。关心你自己，意味着认清这些让你无法对自己感觉美好的障碍，获得扫除阻碍的力量。

2. 想改变别人的它

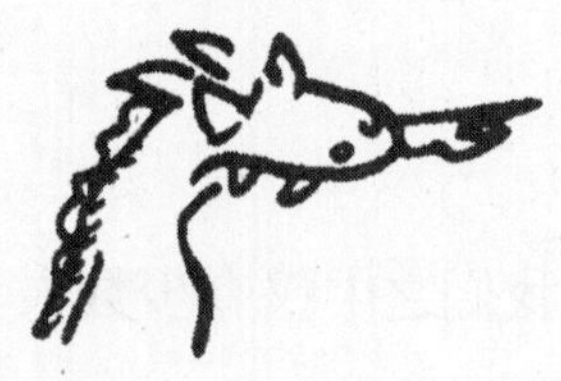

想要改变某人，代表着我们尚未把某人放入心中，但他是个具有潜力的人。你爱这个人，或者你认为这个人应该怎么样，是为了符合你的需求吗？

接受某人原有的模样，就是不要期待他们去改变任何一件事！

如果他开一部好车，穿黑色的衣服，说话合宜，而且喜欢印第安食物，那就棒呆了！

但是你怎么有办法认出他来？

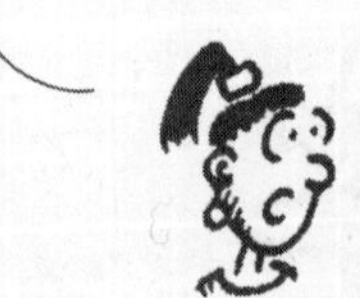

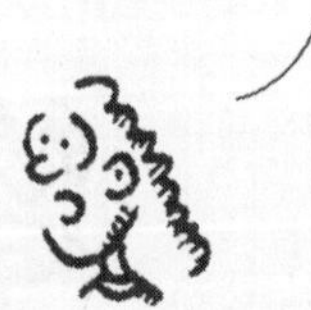

基本上，你所见到的，就是你所得到的！

但是，当你遇到我的时候，
你就知道我是小丑了！

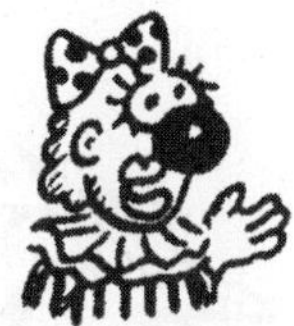

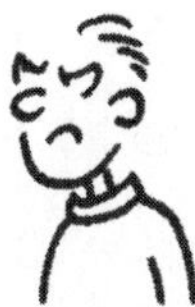

直到遇到你之前，这个人都过得好好的。他们有他们用特定方式做事的理由，就像你也一样。你怎么知道什么才是对他们最好的？这对他们最好，还是对你最好？

尊重这些差异！赞扬这些你不喜爱的事物！把焦点集中在那些美好的事物上，剩下的将不成问题。如果它会给你造成困扰，你可能会请某人调整他们的行为。他们可能同意这么做，也可能不同意；如果改变符合他们的最佳利益，他们可能会决定这么做。

但是，丢出最后通牒，是一种逼迫别人遵照你规矩的方法。即使这是你想要用的方法，你也因此得到了你想要的结果，然而你真的获得了他们的认同感吗？抑或是某人因为害怕失去而做出的反应呢？在这种情况下，即使你赢了，但事实上你还是输了。

我讨厌电影院，但我
还是会去！

好吧！是我们该有
些乐趣的时候了！

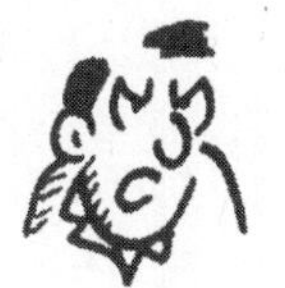

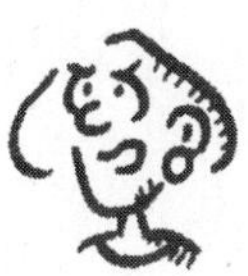

3. 心电感应的它

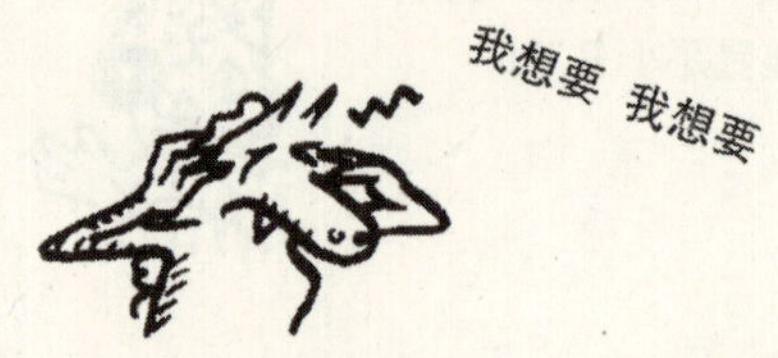

要求他人做某些事情以达成你的需求，与自己负起达到这些要求的责任，其间的差异非常大。讽刺的是，达成这些需求的某些部分可能会涉及其他人。

此时的关键正是表达与描述你的需求，不要任由别人去猜测。

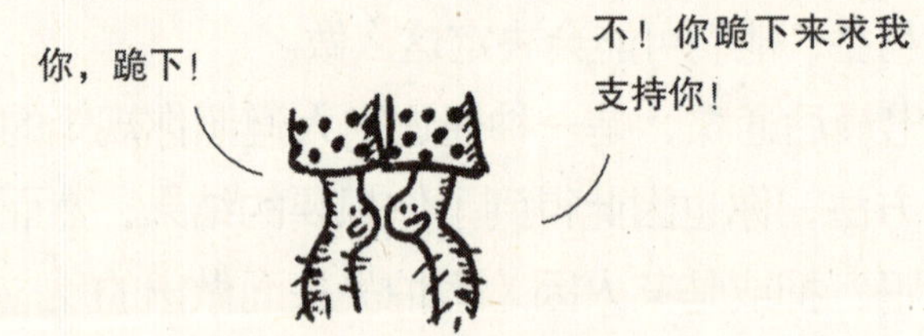

假设你现在感到心情低落，但你的伴侣正准备跟朋友出门，一点也没感觉到你觉得独自一人不太好。你觉得他根本不关心你，那就告诉他你的感觉！

我知道你已经有了计划，但是
我今天晚上真的需要一些拥抱
与关心！

我今天一定会早一点回家！

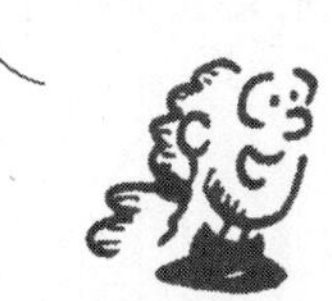

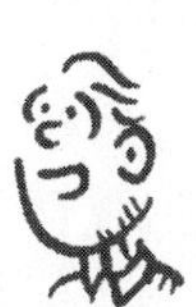

你正在索求你想要的东西，不需要依赖心电感应。借助沟通，你可以感受到被重视。

你的伴侣现在知道你的感受如何了，空气也变得清新起来。不管他能不能（或愿意）给予你所想要的东西，最重要的是，你已经表达出你的需求，不用发出模糊不清、欲言又止的信号。这些信号不但会让人迷惑，或许还会让你感到闷闷不乐或令人厌恶。

4. 占有欲强的它

爱上某人当然意味着希望他们样样都最好，就像你希望自己样样都好一样。你希望他们不断地在成长，而且最终变成他们所能够变成的最好的人。

我的，我的，我的！

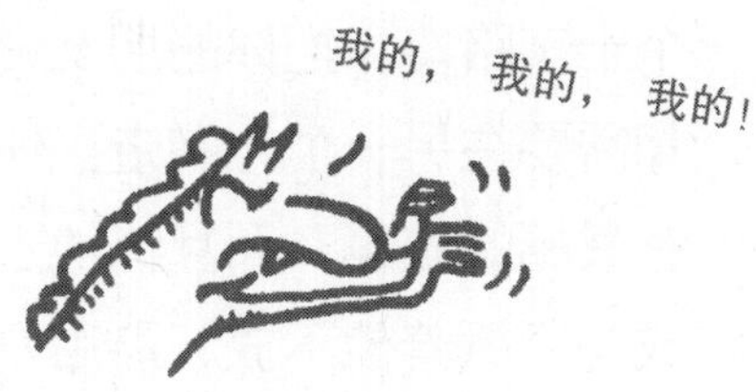

但是，对他们最好的，不见得每一次都是你会选择的。

现在，这里有个很棘手的问题……

假使对那个人最好的方式就是离开你，情况又会如何？

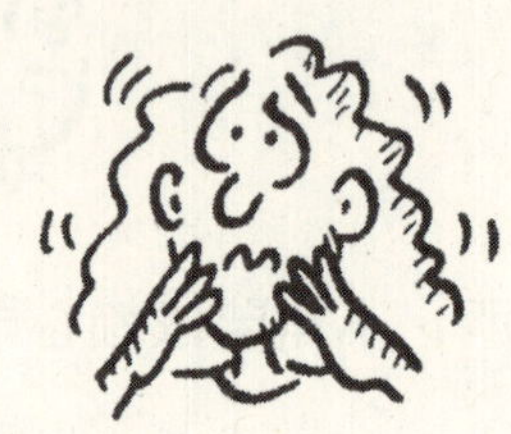

要放弃我们毫不关心的事物——一辆车、一份工作，那是很简单的事，但是一个有血有肉的人……

让我们用这个方式来看……

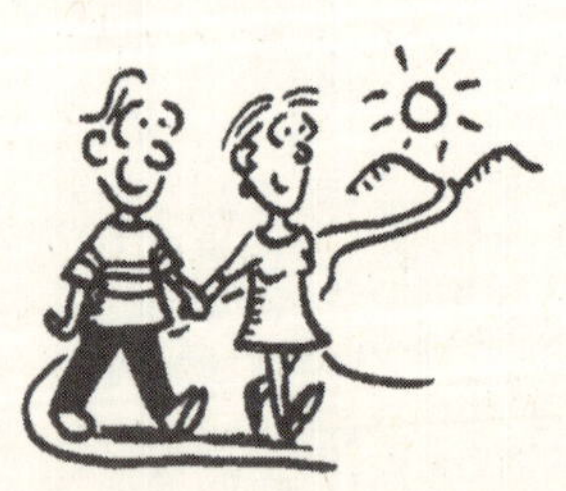

你跟那个与你在一起的人，正在两条目前交会在一起但不同的道路上结伴旅行，暂时，你们在同一条道路上。不过，请注意，当你往前迈进时，路旁的风景不断地变换，而且道路会交错与转弯，遮挡了前方的事物。在那里可能会有另一个十字路口，把你的朋友带往另一条道路，而你却需要往另一个方向走。你可以选择：祝福他拥有最棒的旅程，而且让他走（即使非常悲伤）；或是紧抓着他不放，最后发现你自己远离原本的道路，去到了毫无容身之处。

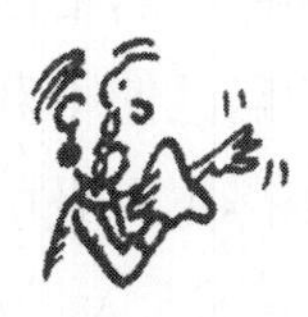

或

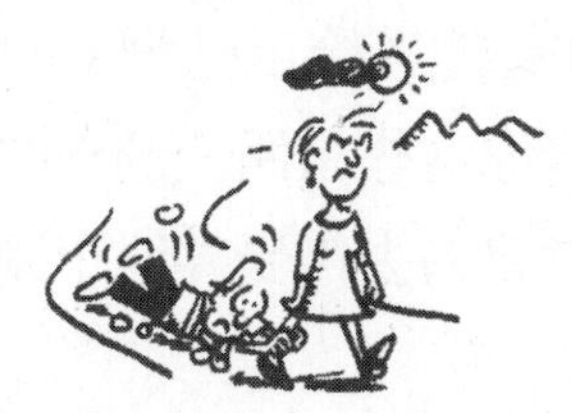

如果你现在正在跟某人一同散步，那就已经足够。你没有权利要求这个人，他也没有权利对你做出同样的事。你们已经选择彼此作为旅程中的伴侣，就在现在！

不要为你的伙伴设定角色，认为他是那唯一的、最终的爱和灵魂伴侣。放下吧！为什么？因为这些想法会造成期望，你不可能成为其他人的全部。你可以犯错，你能够探索自己，你不需要永远待在那里（虽然你可以选择这么做）。

所以，爱一个人，意味着你会发现：
我能够去爱，我能够变得有弹性。
我能够变得有耐心，我能够变得温柔。
我能够变得宽容。
以及，我能够放下多少？
所以，对爱情而言，恐慌克星就是：

我是被爱着的
我是爱人的
我是值得被爱的

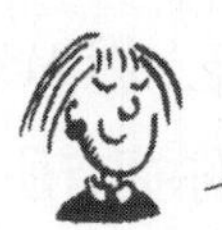

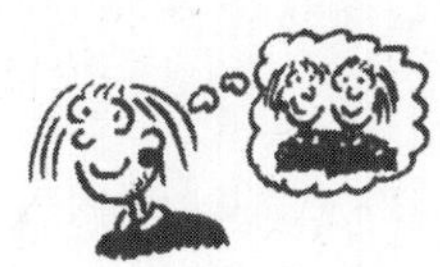

肯定与想象 → 升级 → 爱自己

你越能够给自己更多的营养、支持与喜爱，就越不需要依赖别人去提供给你这些东西。额外的好处还包括：你越接受自己值得获得爱情，也就越容易去接受并给予爱情。爱自己也会让你变得更有吸引力，更有魅力。

活在当下

让未来按照它的脚步自由发展。享受你跟这个人在一起的此时此刻，从他身上学习，与他一同成长，爱他现在的样子，而不是爱他未来可能变成的模样。

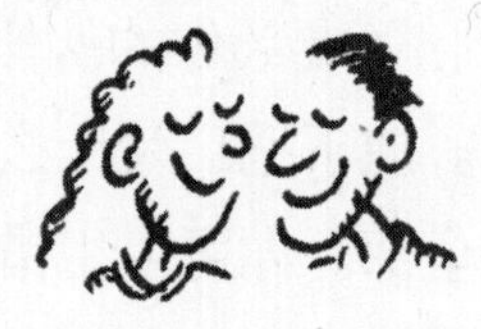

放下

跟你在一起的那个人，在遇见你之前也有自己的生活，他需要为自己做的事还是很重要。给他（以及你自己）多一点空间，没有任何事物能在令人窒息的环境中茁壮成长。把要求与期待放下，分享你的个人生活，你必须知道你们之间的关系并不代表你拥有所有权。

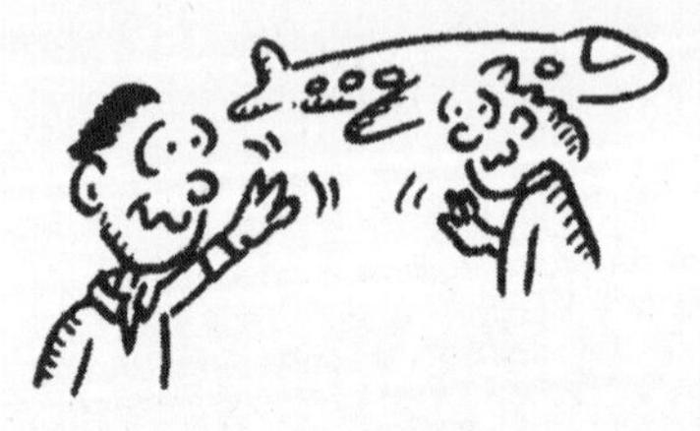

责任

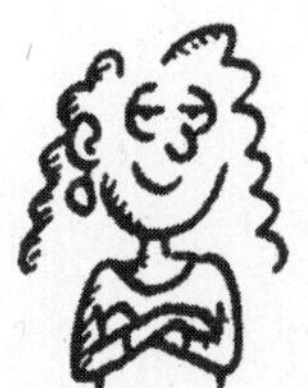

要有你自己的想法，而不是别人的；珍惜且赞赏你的伴侣所拥有的独特之处。如果你们之间的差异实在太大……你可以选择。

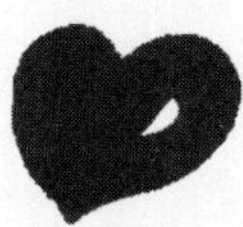

对你最好的也是对每个人都最好的，因为你真实地面对自己。

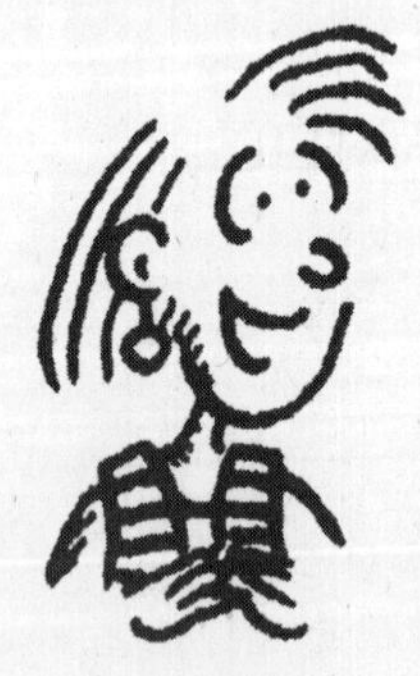

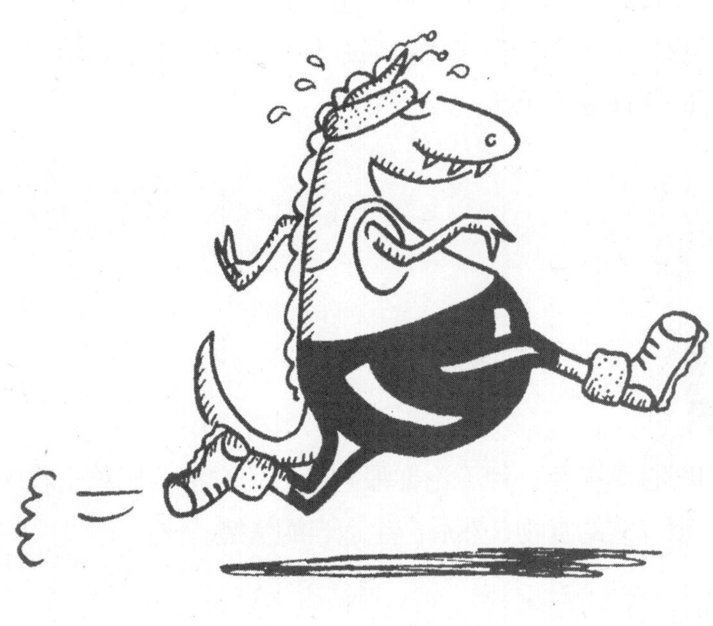

健康的它

要让自己再度成为一个完整的个体，其中一个方法便是把自己当成完整的人——拥有心灵、身体与意念——来思考。

你已经做了一大堆的工作来处理它，包括改变你的思考，而且新思考是关于选择，关于为自己做出最好与最健康的决定。所以，在健康方面，最好的选择可能包括：

最好的思想
最棒的生理状态
以及最佳的信念

心灵

我们把心灵视为一种不论你喂它什么，它都会照单全收的东西。它会消化你喂养它的食物，然后产生适当的情绪。

脑袋食物！耶！

因此，如果你用垃圾（负面想法）喂养你的心灵，你会觉得糟透了；而如果你用健康的想法喂养它，你会觉得越来越快乐，而且越来越平静。

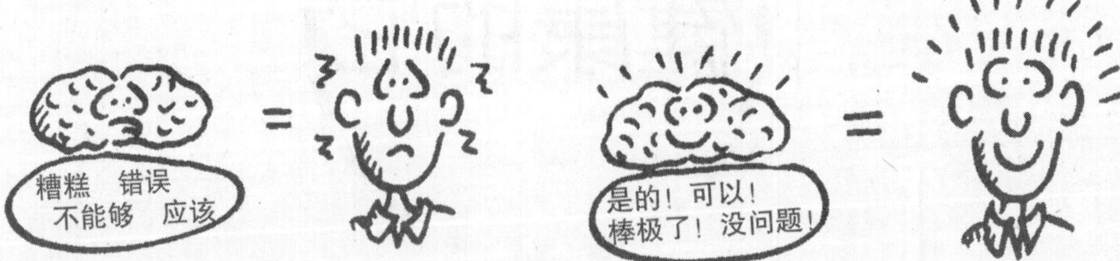

如同我们之前看过的，肯定与想象能够有效地协助你，给予你的大脑需要的食物。休息是消化里另外一个相当重要的部分，它可以让心灵安静下来，进而让身体与情绪也安静下来。

这里正是冥想可以协助我们的地方。

有些人把冥想视为奇特的、外来的异物，只有那些神秘主义者与瑜伽爱好者才会接受它，这些人通常都在每日的生活中不停地追寻它。

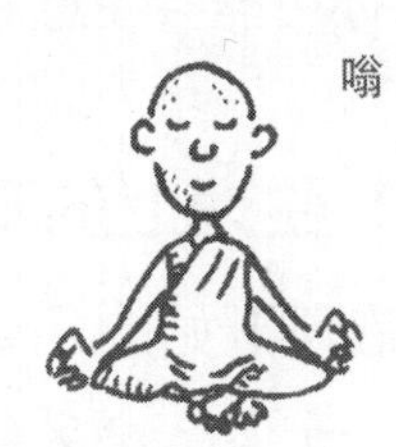

如果你曾经注视过木头燃烧的火光，并且被这些火焰给催眠了，那么你就已经进入冥想状态。你能回忆起那种感觉吗？时光是如何流逝的？特别是，你怎么会感觉不到外在的任何事物？当所有思绪都停下来时，感觉如何？

冥想的定义为：深沉地思索和想象。假设你正坐在河边，看着水面的光影变化，你的注意力已经全部融入到水上的光亮里，你的注意力只放在这一件事上。

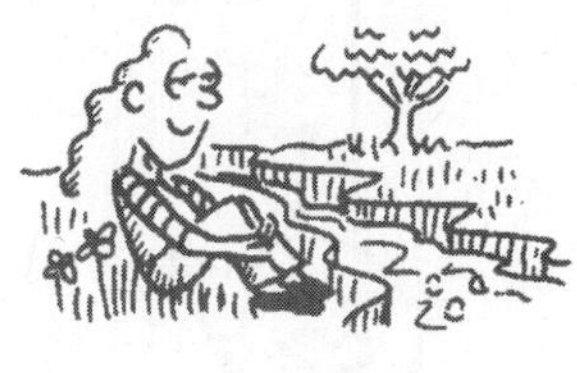

“注意力”这个字眼很重要，不只是专心而已，它还包括强迫你的思绪朝某一个特定的方向走。拥有注意力后，你只是简单地参与或见证，当你的心灵漂浮到它想去的地方，我们通常附加在其上的旅游见闻也会变得毫无负担。所以，通过把注意力集中在水面上，能让你的心灵安静下来，而且不需要得出任何结论。这个练习完全是在于它自己的，没有任何时间与地点的限制，只要存在，你就在冥想。

那么，为什么会有这些冥想课程呢？

因为我们不习惯把注意力只集中在内在感受中，而且我们也不习惯体验那种只是存在着、完全静止的感觉，特别是在一个定点停下来长达一个小时。冥想课程可以教给你一些快速放松的技巧，而且借助团体的力量可以增加维持专注与安静的动力，直到冥想变成对你而言是再自然不过的事。 许多冥想课程的成本都很低，甚至是免费的。当你开始冥想时，你可能会注意到：

1. 生理上的不舒适

在刚开始的几堂课中，你可能会特别注意到每一个微小的不适与疼痛。一开始，想要静坐一段长时间的想法，可能会让你更了解自己。运用你对付它的技巧——安静地让这些知觉与想法存在，持续放松与它们共处，然后放下它们。

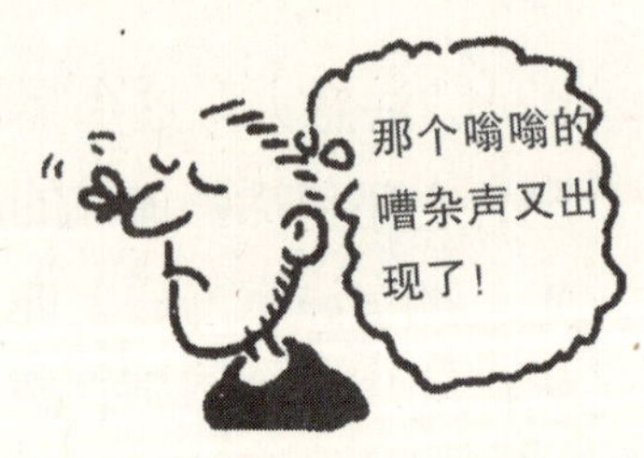

2. 期待

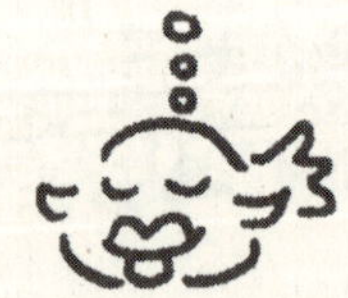

不要期待任何事！只要静待其后的平静与存在感。也就是不要去渴求任何事，只要让自己存在于一种内心深度放松的状态中，让任何想要浮现的想法自然出现，就像是漂浮到水面的泡泡一样，然后漂浮远扬。没有必要做出任何结论，只要让思想来来去去，就好像你已经与它们分离了一样。

冥想教导了我们，焦虑是一件不重要的事：你的内心深处，其实是一个安全之境！你的内心深处是一个避难所！它完全碰不到在那里的你！

你甚至可能在深入探索、寻求放松时，就会不断听到它的抱怨与牢骚声。与你比较起来，它是多么的吵闹而且永不安宁呀！这种想法会浮现在你心里。

你可以学习“远离”许多情境。你可以在超级市场的排队人群中练习，而不是在那里生闷气！

有指导的冥想，会利用肯定与想象去协助你处理这些问题。

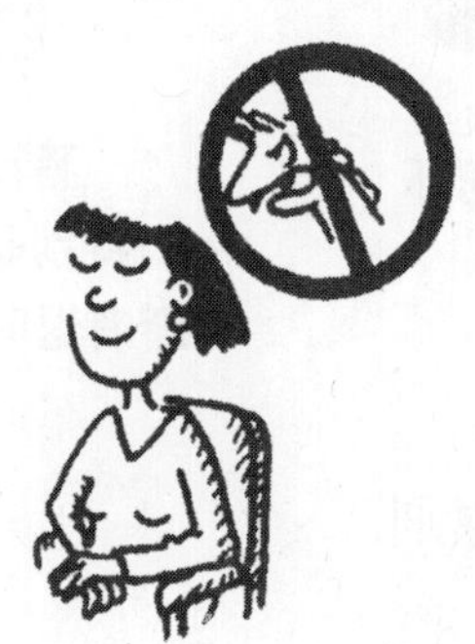

完全的放松等于是一个完全没有它的区域！

身体

如同拿什么食物喂养我们的心灵将会影响我们的情绪一样，拿什么东西喂养我们的身体，也会影响我们如何去处理这些情绪。

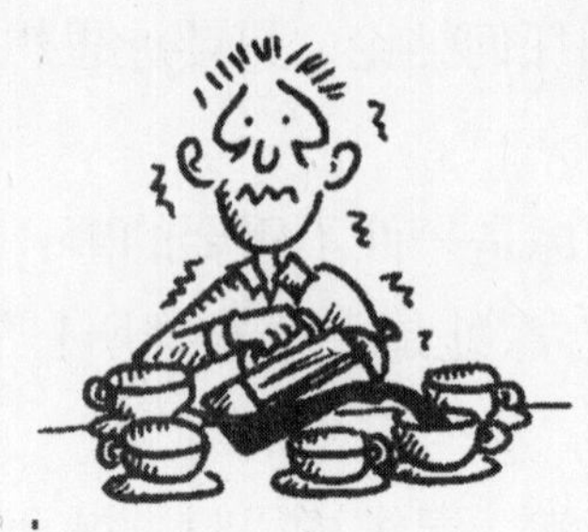

焦虑的人，甚至对非常微小的生理变化都非常敏感，而且刺激性的食物与兴奋剂都会诱发类似恐慌或焦虑的症状。刺激性的食物与兴奋剂包括：

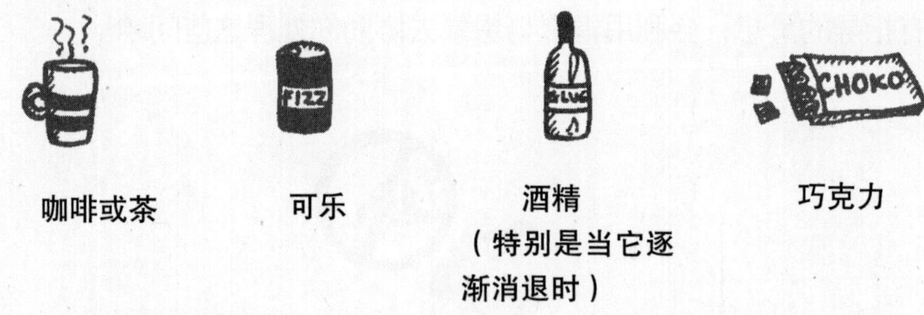

咖啡或茶　　可乐　　酒精（特别是当它逐渐消退时）　　巧克力

这里还有一些指导原则：

远离以上提到的这些刺激性的食物与兴奋剂，试试香草茶或咖啡等替代品。以一杯啤酒或红酒佐餐，一个月最好不要超过3~4次（抱歉！）。

尽量避免食用过度精炼的碳水化合物或糖类（白面粉、意大利面、面包、糖果等等）。这些食物可能会导致低血糖，这将会带来焦虑症状。特别是避免空腹时食用这些东西，选择替代的谷类食品。

每天吃适量、均衡的三餐，避免吃零食及暴食。

多吃些低脂的乳制品，金枪鱼、火鸡、羊肉与动物肝脏也很有帮助。而且要吃大量的水果与蔬菜。

避免食用人工合成的甘味剂——它们会让你血液循环加速！

避免食用过度油腻与重口味的食物，原因同上。

天然的健康习惯

现在大家对于天然形态的药物非常有兴趣，而且有好多不同种类的东西可供选择。很多人都有这种想法，认为不论是哪种形式的疾病，都是身体里的能量受到阻碍与淤积所致，而且，如果你排除这些阻碍和淤积，能量就能够再度在身体里自由流动，疾病自然会痊愈。

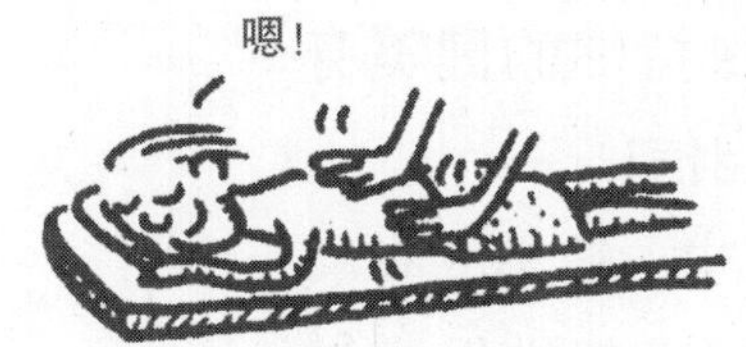

因为这些阻碍已经淤积了好长一段时间，且在情绪中根深蒂固，比起我们更为熟悉的传统药物，这种自然疗法的过程是非常缓慢的，而且在任何明显的改善发生之前，定期的疗程是有必要的。

天然药物认为情绪、心灵与生理之间拥有紧密关联，它是治疗整个人（使用完全的疗法）所有疾病的根源。在接受治疗后，释放出深层的情绪，会让你觉得好像重新碰到问题一样，但是这很快就会过去。整个治疗的目的就是为了解决问题。

按摩、针灸、指压与自然疗法，被认为是对治疗焦虑症状较有效的一些方法。当然，除了这些之外，与咨询互相搭配使用更好，如同我们在《与恐慌跳支舞》里完整讨论的一样。

当你为自己的复原与健康负起更多的责任后，你的新思想也将会在治疗过程中为你提供大量协助。

运动

忘掉那些行程表、报表与痛苦的工作（除非你已经进入了这种情境）！去远足吧！

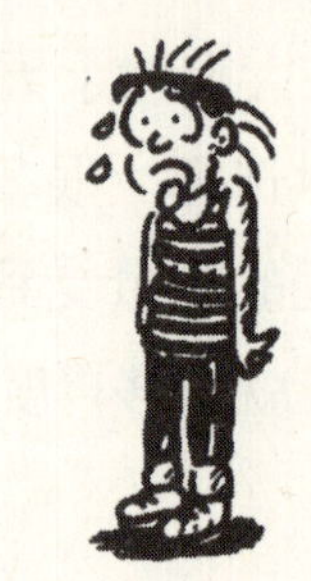

每天快走半个小时至一个小时，不仅可以为你提供一个释放生理与心理压力的出口，而且可以保持你的健美身材，同时还能增加你的自信！

走路是一种对身体冲击较小的有氧运动，即使你整个行程表都排得满满的，你还是有办法走路运动一下，关键是，它是免费的！

对于正在为焦虑症所苦的人，有些形态的运动是非常重要的，因为焦虑会让你“冻僵”，让你全身紧绷、畏缩，你的脑袋也会好像被“塞爆了”一样。

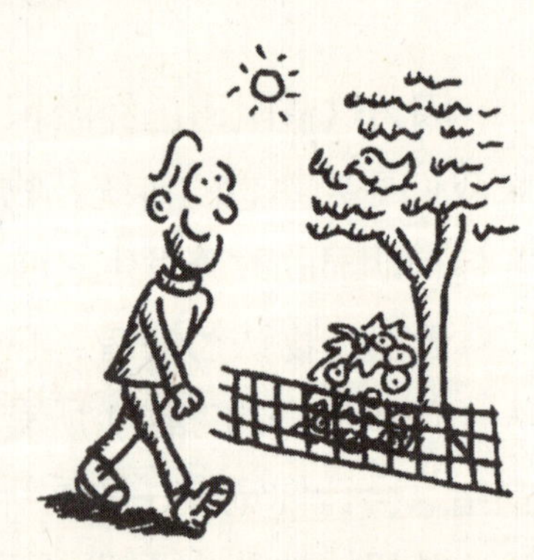

广泛、扩张的运动，像走路或健走，可以让你身心舒展，而且，一点也

不夸张的是，大自然的确有助于心灵镇定。

所以，你需要的是一双好鞋、一些时间，以及一片绿地！

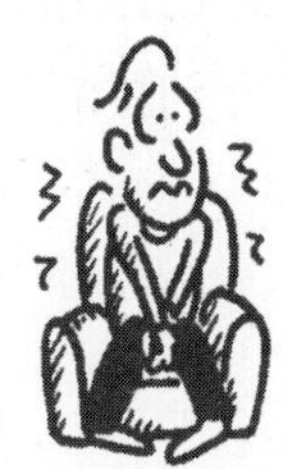

现在就做！

疼痛

疼痛的确是一种生理上的它，你越讨厌它、抗拒它、抵抗它，它反而越抓紧你。对付它的原则是一样的，转移焦点、自我对话、放下，以及正面积极的思考，都有助于缓解疼痛。疼痛（或者其他的疾病）都试着在告诉你一些事情。把感到疼痛的位置记下来，如果我们能确认出这个疾病是因为情绪问题而衍生来的，那么，我们就能为我们的健康做些事情，对症下药。生活中其实人们许许多多的陈腔滥调，描述的就是这些事实——“我不能忍受它”“我的肩颈非常酸痛”“我的胸口沉闷”等这些抱怨，或许提供了我们找出情绪根源的线索。

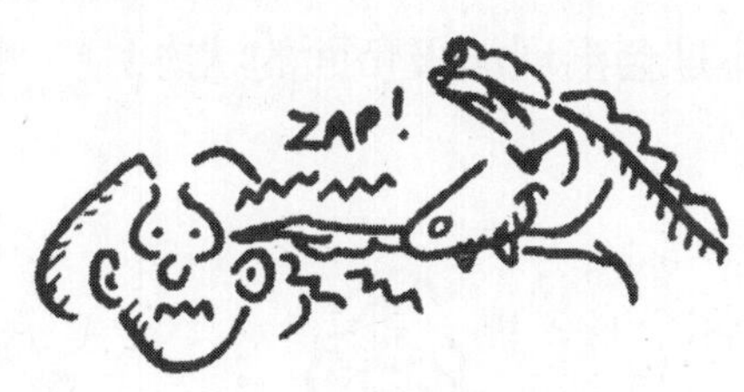

例如，焦虑可能与对生活失去信心有关，所以不想顺其自然或是需要去控制某事才能让你觉得安全。

冥想可以帮助你处理疼痛。试试这个——闭上你的眼睛，而且进入你所感受到的疼痛，仔细地研究它。

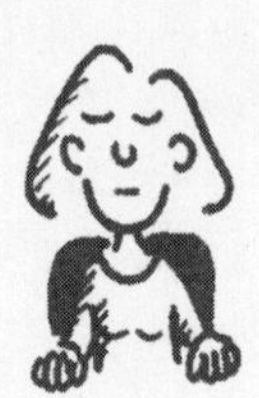
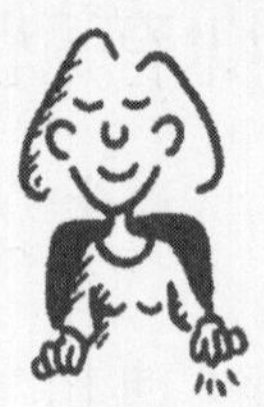

一旦这个苦痛有了清楚的轮廓与图像，你就可以把它收集起来，让它成为一个球。现在，想象这个球变得越来越小，直到它的大小变得像大头针的针头一样。把这个迷你的小球放到你的手指上（或脚趾上，完全视它从哪里开始而定），把它从你的指尖弹走，从此，它消失不见。

糟糕的日子

不论你们如何在一起，不论你多努力跟自己一同共事，不论你多用心地激励自己，你还是会出现消极负面的状态！

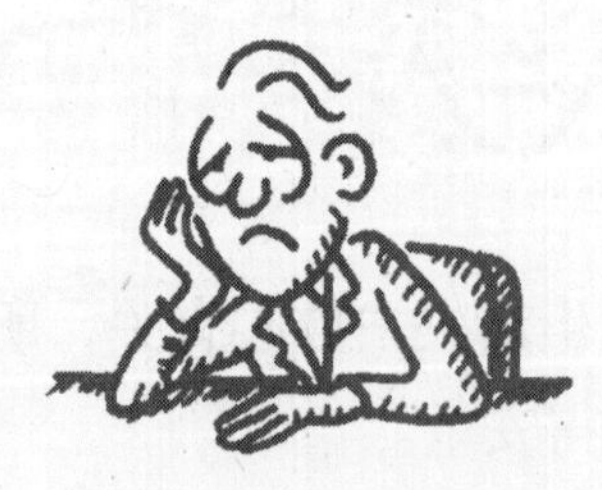

它只会让你忘记所有的美好时光，包括你曾经神采飞扬、曾经有办法扭转乾坤，以及曾经自我感觉良好的时候。

其实，你只要能够不断地鼓励自己，你就能熬过这段艰难的时期，那就是："我正在经历那样的日子，我不准备去对抗它，这一路上我将与它一同前进。我允许自己去感受美好，直到它过去。"

然后，做你所有需要做的事，沉浸其中，让自己好好享受，不要觉得愧疚，更不需要道歉。

明天或后天，你将会感到好过一些，没问题的！

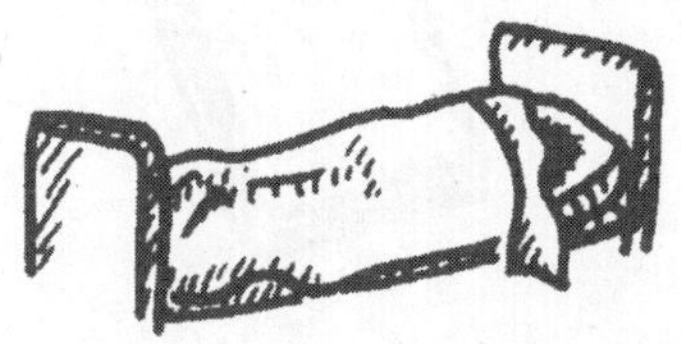

意念

什么是意念？多数人会把意念这个词与神秘或宗教连在一起，但是在你的智慧与你的身体之外，还有另一种自我——你认为自己是谁的意

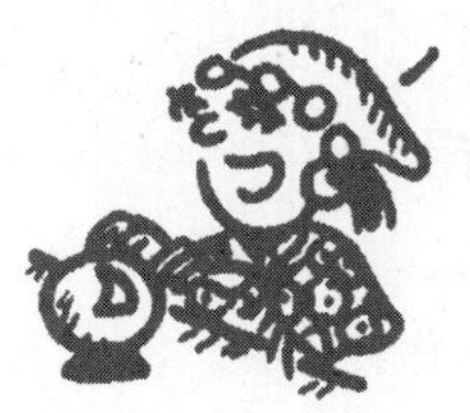

你将会遇到一个高大黝黑的陌生人。

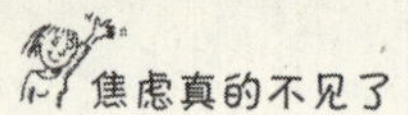

念。

意念是造就你之所以成为你的一部分：独有且特别的。它让我们意识到一个人的能量，或是感受身处之地所环绕的气氛。不论你如何称呼它，在你的内心深处都有曾经被过往深深地伤害过，特别是被它所伤害而需要治疗的部分，就如同你的心灵与身体所面临的一样。但是，该如何做？

假使你手边有一本生活指导手册，它将会给你一些往前迈进的完美典范，那又会如何？

在任何特定的情况中，你已经知道哪些是你所需要的，情况又会如何？这会令所有事情都变得容易一些吗？

假使我们承认，到目前为止，在生活（或者不论什么地方）中，我们的老方法是行不通的，而且或许我们的意念自我——我们的本质、生活的目的——需要尽可能重新思考其他事物，情况又会如何？当然，不论你是否以某个理想典范为目标，你都拥有选择权，而值得注意的是，你做得越多，感觉就会越好。

你该做的是：

1. 从一个你更喜爱的观点着手进行。

2. 活在当下。

3. 从你的脑袋跳脱出来，进入你的心灵。

4. 那些你的确有能力做好的每一件事，好好地把它做对。
5. 顺其自然。
6. 相信方法有很多，别禁锢住自己。
7. 为你的完整自我负责。

让我们进一步地了解：

爱情不是为了那些懦弱的人而存在。真正的爱情不是那些感情流露、甜到腻人的情人节卡片，而是真正地关心你自己、他人与生活，没有任何条件。真正的爱情没有游戏、没有幻想、没有操纵、没有阴谋诡计、没有判断、没有嫉妒。

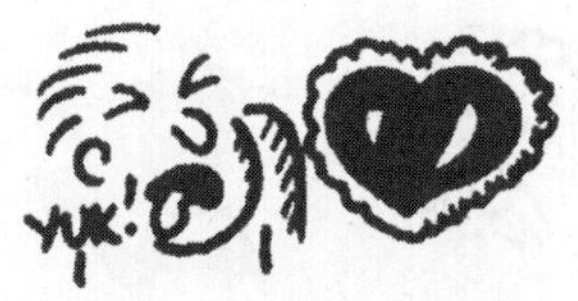

这不是爱情……

如果你乖，我就会爱你！

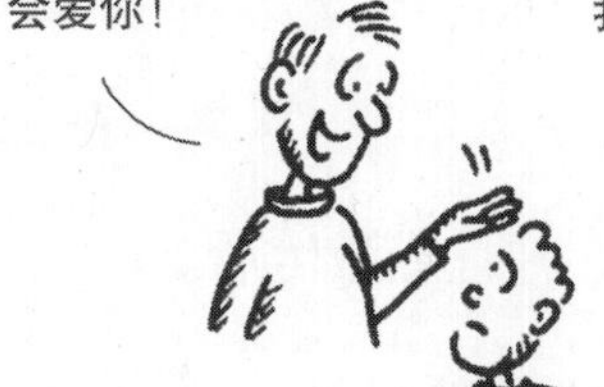

如果你答应永远不离开我，我就会爱你！

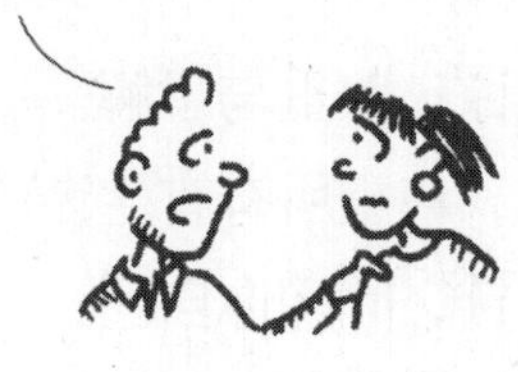

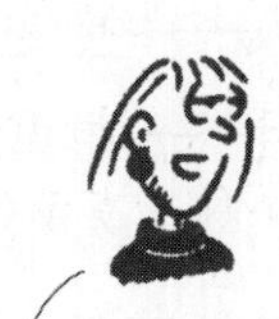

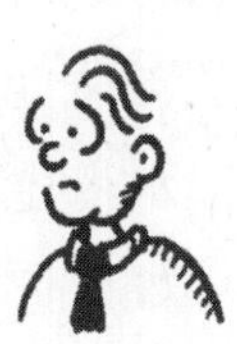

如果你减掉9千克，我就会爱你！

这也不是爱情……

如果你是好人，而且永远不会犯错或生气、害怕、有皱纹，或……我就会爱你。

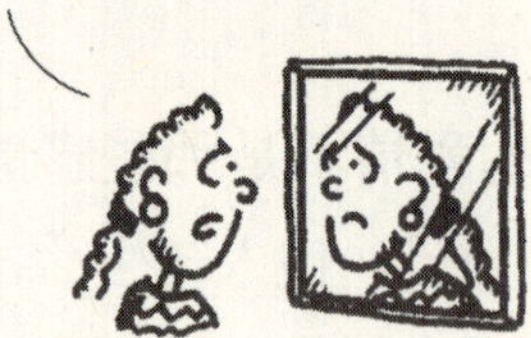

如果没有你，我什么也不是，我只是个躯壳，我会迷失……

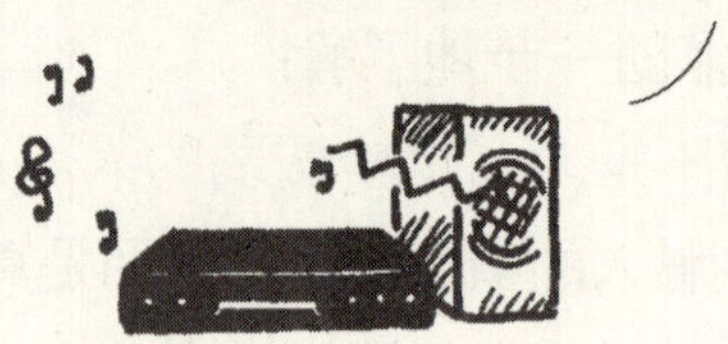

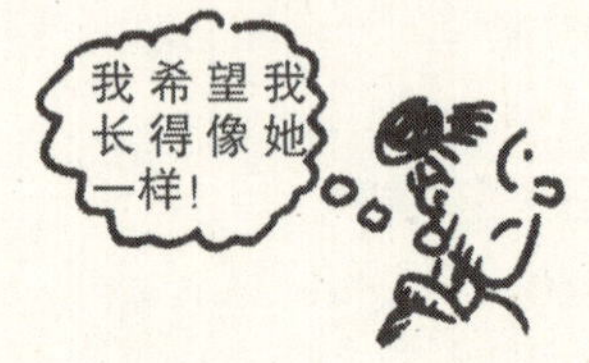

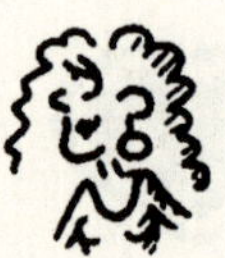

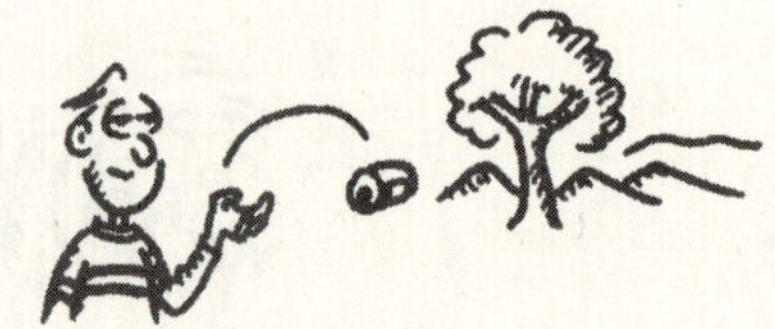

去爱吧!

对待自己——接受你自己现在的样子——全部的自己，不仅仅只是自己“美好”的那部分。

对待他人——接受、原谅、尊重与了解。

对待生活——尊重地球，尊重所有有生命的事物，并且感激生活。

如果你需要一个指导方针，问问你自己：

“你想为你深爱的人或事做些什么？”

爱不是单方面的，你付出爱，你也会得到它。

你没有付出，那么……

试着关心你遇到的每一个人与每一件你做了超过一星期的事，试一试，看看会发生什么事。

活在当下。就像我们在“恐慌克星”一章中所说的那样，把你所有的经验当成一个礼物。 忘记那些“只要”与“假使”！

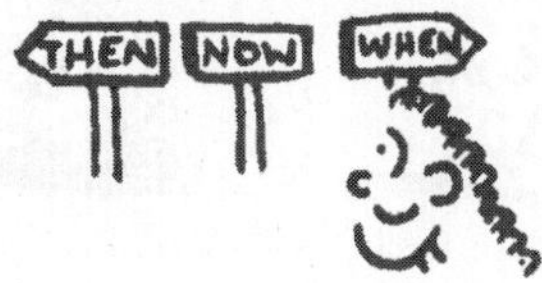

从大脑到内心。你把它称为直觉、天生感应、洞察力都可以，你的内在有一部分知道该做些什么。想要知道你是否在倾听你的心，最简单的方法就是，它会感觉到这是正确且真实的。你的脑袋可能不喜欢它所听到的，但它并不一定是你的真实想法，所以，实际一点吧！仔细聆听心里的声音。

这对其他事物也有效。跳脱出你的脑袋，进入你的心里，你可以了解到在某个人言语之外想要表达的意思。他们也许是孤独的、受伤的。

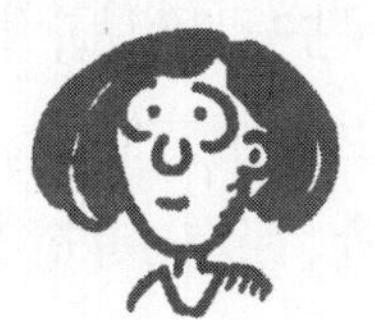

把它做对。你有没有察觉到，一个人的情绪会影响到整个团体？假使你非常讨厌自己，情况会如何？你会自我感觉很差，所以你不太可能去对团体中的另一个人太好等等。所以，一个小小的涟漪会不断地复制，让整个团体内余波荡漾不已。你做的事，甚至是你对待他人与环境的方式，都会对每一件事造成影响。事实上，你是很有力量的，你最好选择最好的方式！

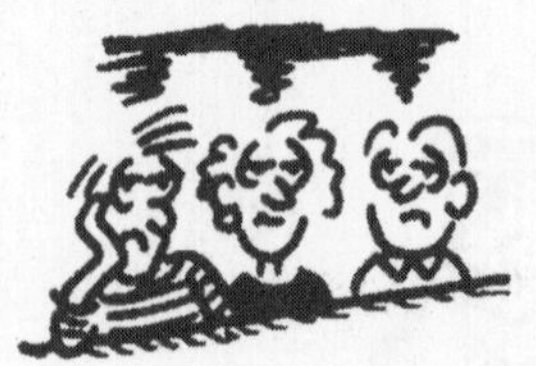

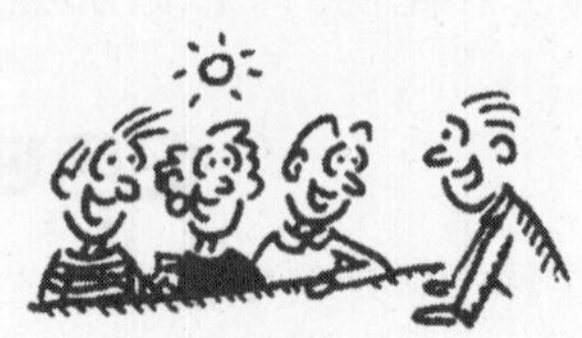

顺其自然。不论我们如何竭尽全力去抵抗改变，改变还是不可避免的。你不是与它一起顺其自然发展，就是淹没在改变的狂潮当中。敞开心胸，接受全新的经验，相信改变带来的进步。

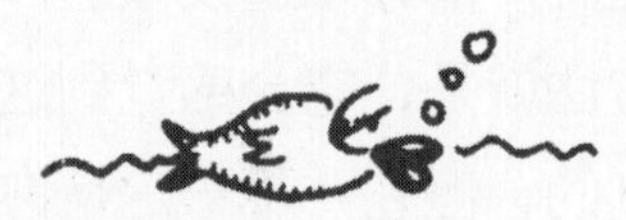

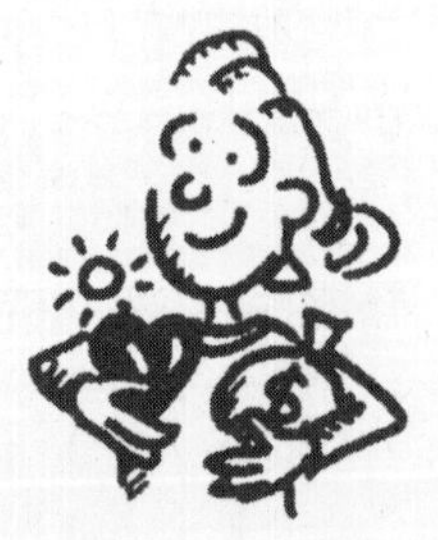

取之不尽，用之不竭。我们相信，像爱情、金钱、快乐与和平是有限的，我们保护、确认、捍卫、坚守我们拥有的东西，相信它会消失不见！我们从拥有爱情、金钱等等当中挤压出所有的乐趣，还担心不能拥有得更多。假使我们不相信这些事物是有限的，情况又会如何？

完整的自我。了解是信任的开始。这意味着敞开心胸，接受你所感受到的所有经验，而且一视同仁地珍视每一个部分。若是没有这些低潮，就不可能会有高潮！

全心全意去感受它！

全心全意去拥有它！它就是你的样子！

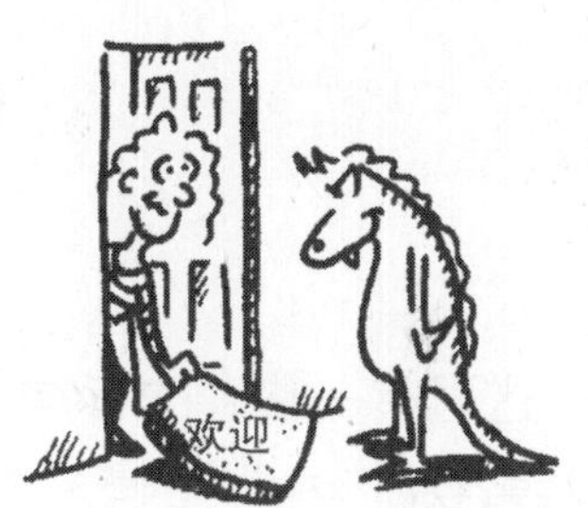

如果……

★你正好处于就是你现在需要去的地方，可以学到足够的事物向前迈进？

★每件事都按照计划进行？

★它既不好也不坏，却是一个重要的经验？

★经历过这样的苦痛，你找到了一个比以前更好、更具智慧、更平静的你？

★你让步，而且让这个宇宙带着你旋转一阵子，不论迎面而来的是什么或遇到什么，你都能与其共处吗？

所有这些不就意味着你能够放轻松了吗？你只要体验它，从中学习，而且与它一同度过，其他没有什么是你需要做的！不再拥有这种受害者的心态（为什么是我），不就把所有的压力从此抛开了吗？

怎么样？因为你现在已经对它的来龙去脉与背景了如指掌，你现在也找到你苦痛的原因了。现在的你，知道自己需要具备哪些事物了！

所以，开始动手吧！真正地努力，为再度找回完整的自己而努力。

成长、学习，成为最好的！

这里有一整套的日常练习，你可以每天做，用来锻炼你的心灵、身体与意念。

★心灵

肯定

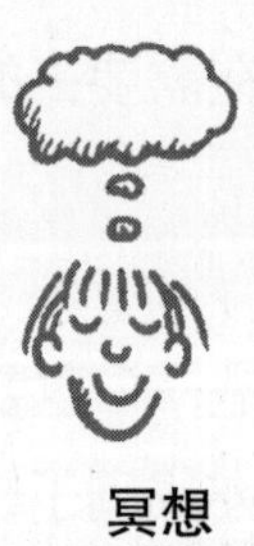

冥想

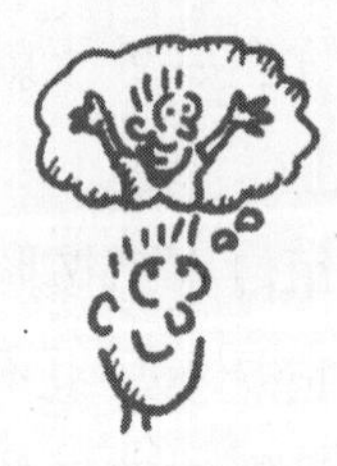

想象

每天花15分钟，或多做几次

每天早上或晚上，半个小时，为你自己而做

在进行冥想时，或是当你碰到特别棘手的情境时

★身体

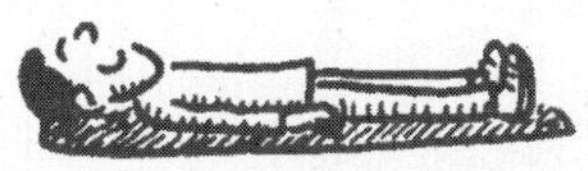

宠爱自己

按摩或肩颈按压（如果有的话）

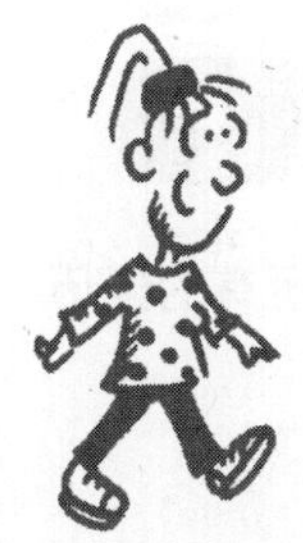

走路

早上或晚上，半个小时到一个小时的快走

饮食

健康的食物，每天均衡的三餐（避免刺激性的食物）

意念：不要烦躁！要接受！

冥想会有帮助。

爱情

为了你自己	知道它
为了其他人	感觉它
为了生活	试试它
把事情做对	使用它
而且你将不再需要	给予它
这本书！	接受它

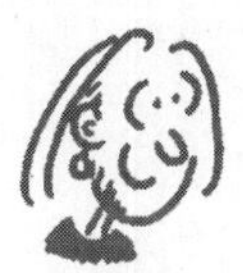

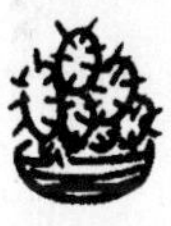

珍视所有的生活以及所有有生命的事物

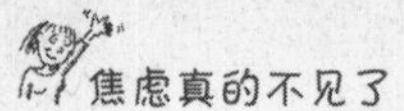

拥抱你所有的经历

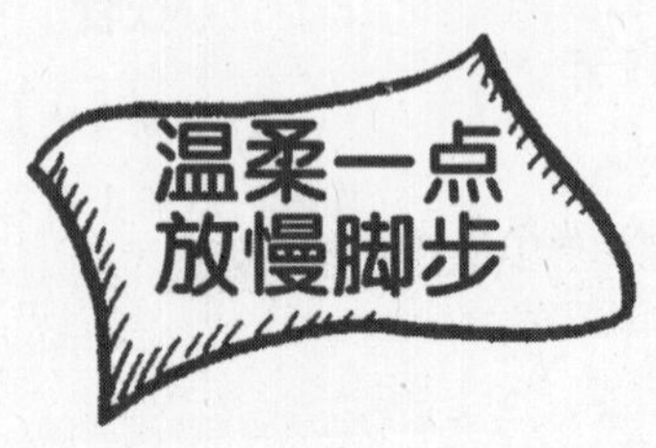

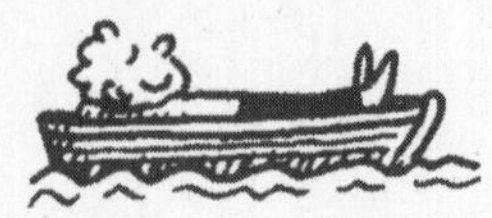

顺其自然 接受改变

在每天结束时，要能对自己说：“我没有伤害或做出任何伤害自己、他人或我的世界的事。”

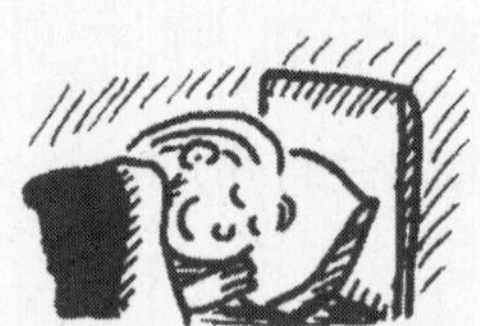

问问自己……

我今天学到了什么？

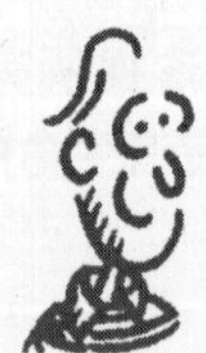

相信这一切都是美好的。真的！

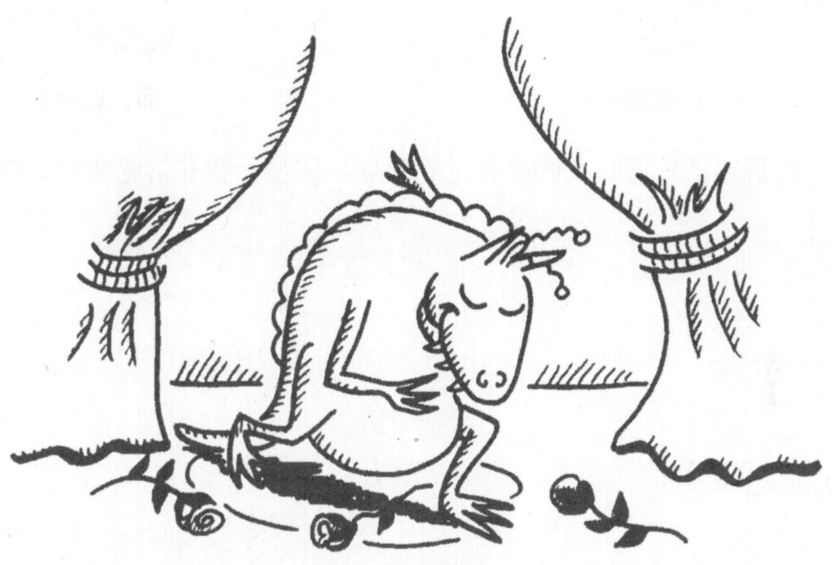

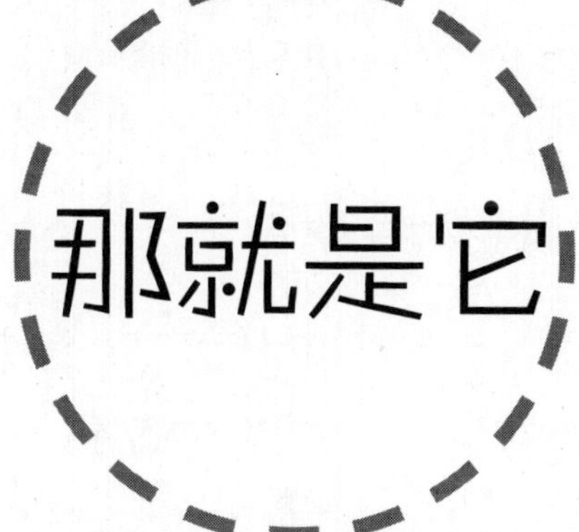

那就是它

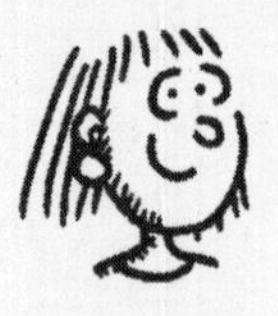

这是我……

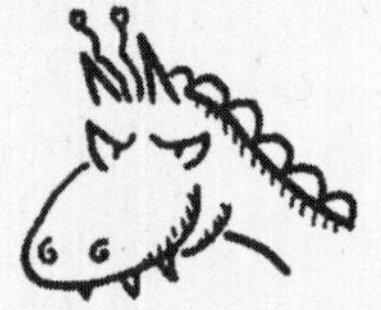

而，这是它！

真是够了！那些我们曾有过的争战！但是，我非常感谢它。它给了我：

失眠	冥想
疼痛	以及一种转化它的方法
自怨自怜	自我价值
恐怖害怕	我能够存活下来—— 我可以做到任何事！
忐忑不安	知道要放慢脚步
失落感	懂得放下
忧郁	对选择的认知
痛苦	更多的同情
不被喜爱	爱
紧急	耐性
混乱	方向
以自我为中心	自觉
被放弃的感觉	被信任的感觉
不安	平静

负面消极　　　全新的认知

缺乏焦点　　　承诺

犹豫不决　　　决心

还有两本书，以及与你说话的机会！

有些日子，它趁着我毫无防备时抓住了我，让我顿时惊慌失措……

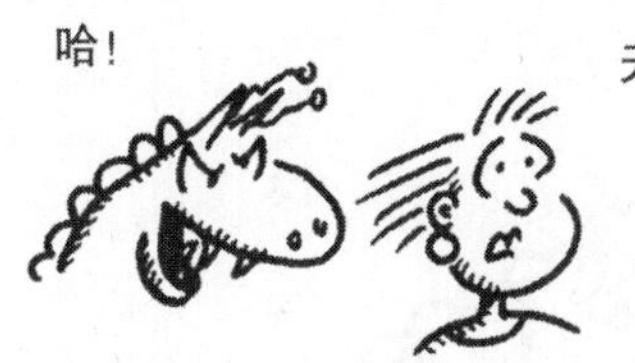

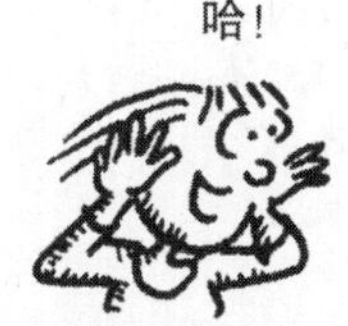

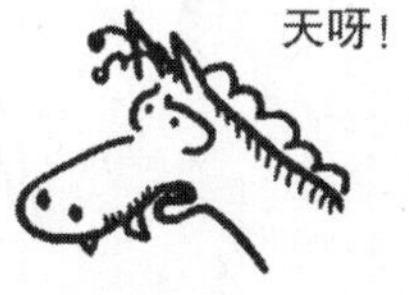

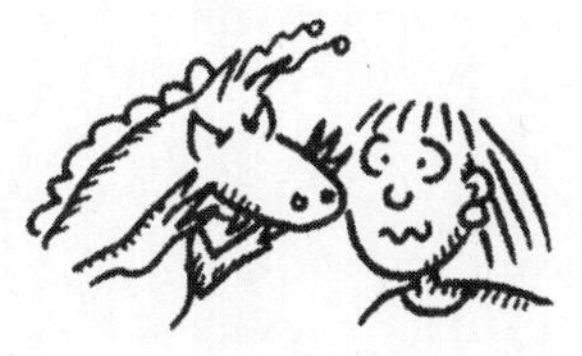

但是，我已经学会如何让它守规矩。有时候，处理它比处理其他事情更轻而易举。

同时，现在是该用心听听它究竟告诉了我些什么的时候……关于我正在做的事情，关于我所处的地方。

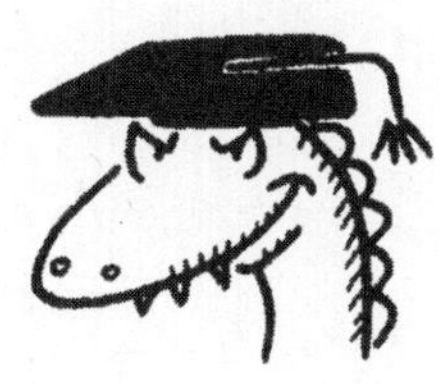

所以……它是我的老师。

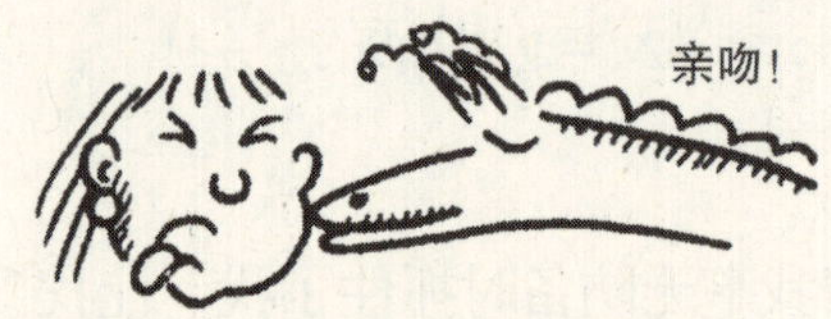

我不能说这个爱的故事会永远持续下去……

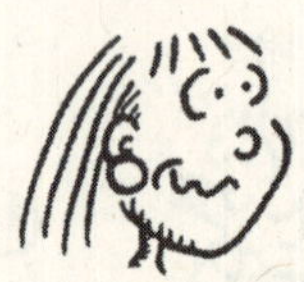

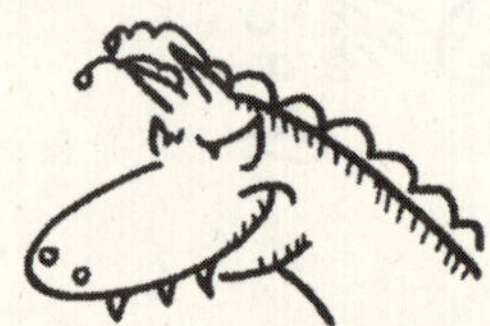

但是……谁知道呢?
毕竟，我们已经一起走过如此漫长的路。
我们的确是个团队，真的!
若是没有你，我怎么到得了我要去的地方?

或许就没办法……

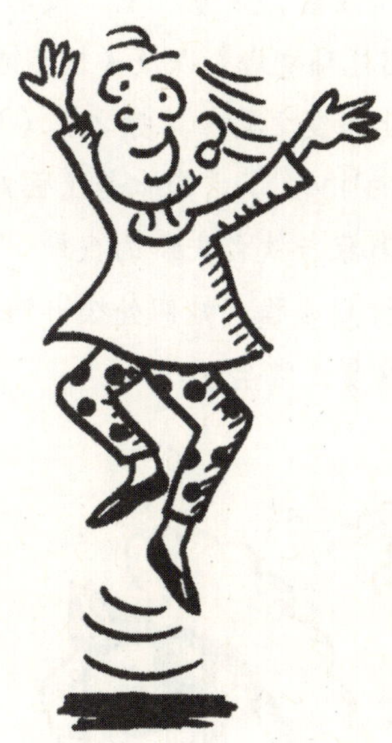

快乐生活！

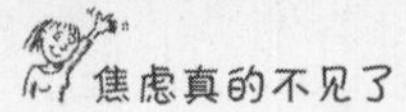

作者简介

1991年，贝芙·艾斯贝特开始了她的全职卡通与绘画作家的生涯。大约就在那时，贝芙也经历了一段相当痛苦的时期——她患上了焦虑症。从这次经验中，她发展出了“它”这个角色，带领“它”成功地出版了《与恐慌跳支舞》《焦虑真的不见了》《游出忧郁之海》以及《扭转情绪危机》等书。另外，贝芙还出版了《它的小书与走上康复之路：治疗之旅（The Little Book of IT and Recovery: A Journey of Healing）》。她也是《面对现实（Get Real）》的作者之一，书里讨论的是身体意象与饮食失调的议题。贝芙是受过训练的顾问，她还为焦虑症患者开设康复计划课程。她四处公开演讲，探讨处理与面对恐慌症之道，并协助忧郁症患者恢复正常生活。

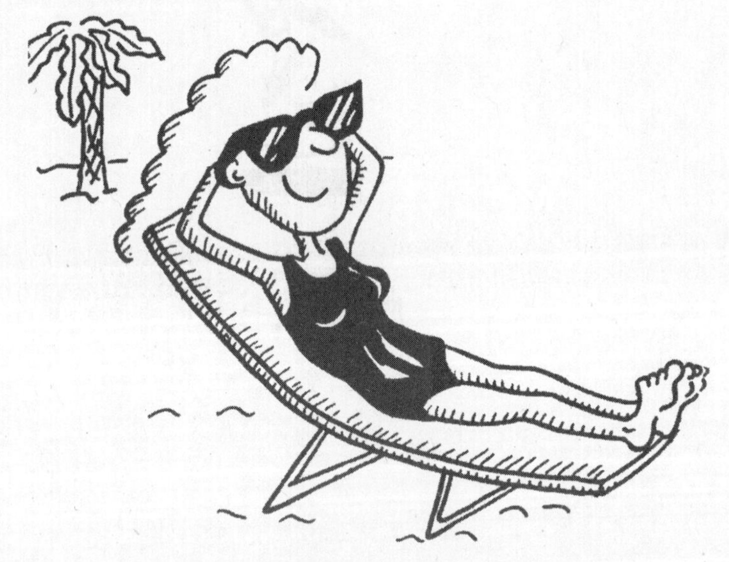